Arndt Büssing · Regen über den Kiefern

Arndt Büssing [Hrsg.]

Regen über den Kiefern

Zen-Meditation für chronisch Kranke und Tumorpatienten

MAYER

Die Deutsche Bibliothek – CIP-Einheitsaufnahme
Regen über den Kiefern : Zen-Meditation für chronisch Kranke und Tumorpatienten / Niklaus Brantschen …
Hrsg.: Arndt Büssing. – Stuttgart : Mayer, 2001
ISBN 3-932386-48-5

Umschlaggestaltung: Bruno Schachtner, Dachau
Satz und Druck: fgb · freiburger graphische betriebe
www.fgb.de

Inhalt

Der Dalai Lama

Krankheit, Leiden und Tod sind Teil der Realität der menschlichen Existenz. Es wäre genauso töricht vorzugeben, man sei nicht krank, wenn man es doch ist, oder man werde niemals sterben, wie es auch töricht ist, die Möglichkeit zu leugnen, jemals gesund zu werden.

Als menschliche Wesen wünschen wir uns alle Glück und versuchen, Leiden zu vermeiden. Einer der Hauptgründe hierfür ist unsere geistige Haltung. Physische Gesundheit ist eng verbunden mit der Haltung des Geistes. Wissenschaftliche Experimente haben gezeigt, daß ein stabiler und ruhiger Geist grundlegende physische Funktionen, wie die Verdauung und den Schlaf, verbessert. Wenn jemand andererseits mental erschöpft ist, dann können ihn sogar die Freunde, Komfort und Reichtum nicht glücklich machen.

Unsere Grundeinstellung dem Leiden gegenüber entscheidet ganz wesentlich darüber, wie wir es erfahren. Stellen Sie sich zum Beispiel zwei Menschen vor, die einen identischen Tumor im Endstadium haben. Einzig ihre Haltung dazu unterscheidet sie. Einer sieht den Tumor als etwas an, das man annehmen und, wenn möglich, in eine Gelegenheit umwandeln muß, innere Stärke zu entwickeln. Der oder die andere reagiert auf diese Lage mit Furcht, Verbitterung und Angst vor der Zukunft. Auch wenn allein auf der symptomatischen Ebene kein Unterschied zwischen den beiden hinsichtlich ihrer Krankheit besteht, so gibt es doch einen wesentlichen Unterschied bei der Wahrnehmung ihrer Krankheit auf mentaler Ebene. In letzterem Falle kommt zum physischen Leiden noch der Schmerz des inneren Leidens hinzu.

Ein wichtiger Faktor im Umgang mit den verschiedenen Problemen des Lebens, seien es nun Krankheit oder etwas anderes, ist die Schulung des Geistes. Zum einen ist damit gemeint, eine aufrichtige mitleidsvolle Motivation zu entwickeln und positive Handlungen auszuüben, die anderen empfindenden Wesen dienlich sind. Auf einer anderen Ebene ist damit gemeint, den Geist zu beruhigen und unter Kontrolle zu bringen. Dies ist der tiefgründigere Weg, um sich auf die Zukunft vorzubereiten. Wenn man negative Geisteszustände wie Zorn, Haß, Frustration, Eifersucht und Stolz erkannt hat, dann kann man daran arbeiten, sie zu eliminieren. Gleichzeitig können wir positive Einstellungen wie Mitleid, Liebe, Toleranz und Zufriedenheit entwickeln. Den Geist derart zu schulen, ist sowohl nützlich als auch realistisch. Liebe und Freundlichkeit sind kein Luxus, sondern eine Quelle der Gesundheit und des Glückes für andere und uns selbst.

Meditation ist eine traditionelle Methode, den Geist zu schulen. Die meisten Autoren dieses Buches, das Ratschläge enthält, wie man sich dem Krebs und chronischen Erkrankungen annähern kann, greifen auf ihre Erfahrungen mit dem Zen-Buddhismus zurück. Obschon Zen keine Tradition ist, mit der ich selbst vertraut bin, so bin ich mir doch sicher, daß es als Tradition des Mahayana-Buddhismus mit dem tibetischen Buddhismus das Potential teilt, den Geist zu beruhigen und die von mir erwähnten positiven Qualitäten zu kultivieren. Ich habe keinen Zweifel daran, daß jeder, der sich aufrichtig bemüht, Meditation zu praktizieren, so wie sie in diesem Buch vielfältig beschrieben ist, mit einem größeren Gefühl inneren Friedens und mit Stärke belohnt wird, was sich auch durch ein größeres körperliches Wohlbefinden ausdrücken wird. Ich widme meine Gebete der Bitte, daß die Leser, insbesondere diejenigen, die mit Krebs zu kämpfen haben, tatsächlich diese Unterstützung und Erleichterung erfahren mögen.

2. Januar 2001

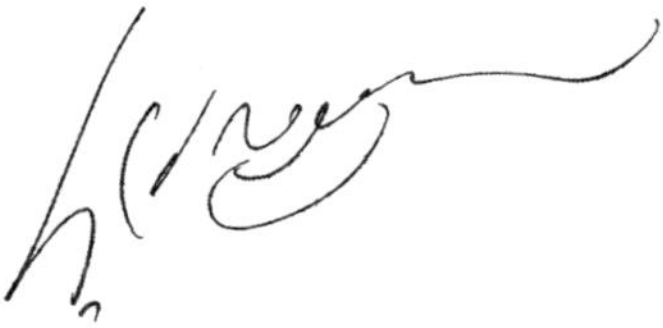

Strohhalme und Zen-Geplapper. Eine Einführung

Arndt Büssing

Alle Dinge belehren dich in jedem Moment, und Geräusche sind sogar bessere Lehrer als Zen-Bücher.

Seung Sahn

Strohhalme

Wenn man mit der Diagnose einer lebensbedrohenden Erkrankung konfrontiert wird, steht man plötzlich erschreckend gnadenlos vor der Tatsache der eigenen Vergänglichkeit. Was ist der Sinn alles dessen? Was habe ich bisher in meinem Leben erreicht? Wo stehe ich, und wo will ich hin? Was ist der Mittelpunkt meines Daseins? Ein paar Tumorzellen, die sich unabhängig gemacht haben und die sich nun die Freiheit nehmen, die Kontrolle über den weiteren Lebensweg zu übernehmen, die bestimmen, wie es weitergeht? Es ist doch auch nicht der Schwanz, der mit dem Hund wedelt.

Aber vielleicht sieht man in diesem Licht auch zum ersten mal klar: *Das bin ich!* – nicht mehr und nicht weniger. Diese nüchterne Feststellung ist das genaue Gegenteil von Egoismus. Das Weltbild wird gerade gerückt, – doch ohne Hilfe geht es nicht.

Und was kann helfen, wenn man mit einer Krankheit konfrontiert wird, die den Blick auf den Horizont verstellt? Welche Schritte sind die richtigen?

Was Sie auch tun, verlieren Sie nicht den klaren Blick auf die einfache Feststellung: *Das bin ich,* – ob mit oder ohne Krankheit! Verlieren Sie nicht den klaren Blick für Ihren eigenen Weg: Auch große Ärzte und weise Menschen können nur Antworten auf die eigenen Fragen geben. Lauschen Sie, – in Ruhe.

Schon immer haben sich Menschen in die Stille zurückgezogen, wenn für sie wichtige Entscheidungen anstanden: – Zeit zum Reifen, Zeit zur Klarsicht. Der weise Krieger stürmt nicht einfach los. Schauen Sie sich zuerst Ihre Situation an: – können Sie Ihren Weg sehen?

Als dem jungen indischen Königssohn Siddhartha Gautama Leid, Krankheit und Tod bewußt wurden, zog er aus dem Königspalast in die Wildnis, um eine Antwort auf das *Warum?* zu finden. Es war nicht der Weg des den Körper verleugnenden Asketen, der ihn zum Erwachten, zum Buddha, werden ließ, es war das einfache Sitzen in Stille unter dem Bodhi-Baum. Als Jesus aus Nazareth erfuhr, daß ihm eine seit Generationen verheißene Aufgabe zukomme, war er so aus der Bahn geworfen, daß er sich für vierzig Tage in die Wüste begab. Als ihm immer klarer wurde, daß seine Anwesenheit in Jerusalem mit dem Tod enden würde, zog er sich allein in den Garten Gethsemane zurück.

Nehmen Sie sich die Zeit, Ihre Entscheidungen in Ruhe zu fällen. Sie müssen dafür nicht unbedingt in die Wüste, auch nicht in ein abgeschiedenes Kloster. Es gibt andere Möglichkeiten, die Stille wieder zu entdecken, verschiedene meditative Formen, die alle darauf abzielen, eine Hilfe zu sein. Aber: Hilfe wofür?

Meditation, um den «Weg zur Gesundheit» einzuschlagen? Um eine «größere Leistungsfähigkeit im Alltag» zu erlangen? Oder um die «vorhandenen Ressourcen zur Heilung und Selbstheilung zu mobilisieren»? Vielleicht, um das Immunsystem zu aktivieren, dessen Aufgabe es ja ist, Krankheitserreger und Tumorwachstum abzuwehren? Um einmal zur Ruhe, ins Gleichgewicht zu kommen? Um endlich aufatmen zu können? Um einfach nur präsent zu sein?

Es gibt sicherlich viele Gründe. Sie alle sind gut und können sinnvoll sein. Was Ihnen gut tut, ist richtig für Sie. Probieren Sie es aus, – in Ruhe. Es sind Ihre Schritte, die Sie weiterbringen. Nur, wohin?

Im Gegensatz zu den Entspannungsübungen oder Visualisierungstechniken ist die Zen-Meditation (Zazen) – die Praxis der hellwachen Präsenz im konkreten Augenblick – ein spiritueller Weg. Absichtslos im Hier und Jetzt. Alles so wahrnehmend, wie es ist, wie die Kiefer, auf die es regnet. Dank für das Lachen und für das Weinen. Man ist auf dem Weg zur Gesundheit –, aber man ist nicht sicher, wo man ankommt. Schauen, ob es regnet oder stürmt. Das ist die Erfahrung des «Erwachens». Ohne interpretierendes und wertendes Denken ist man eins mit der Handlung, dann ist man der Tee, den man trinkt, der Pinsel, mit dem man malt, wie es der koreanische Zen-Meister Seung Sahn einmal ausdrückte.

Wer «erwacht» ist, ist nicht herausgehoben aus dem Lebenslauf. Auch Zen-Meister werden krank und haben Krebs. Auch Zen-Meister haben Schmerzen. Auch Zen-Übende sind hilflos im Angesicht von Krankheit und Elend. Das «Erwachen» enthebt niemanden aus diesem Leben. Sie bleiben immer mitten im Leben, so wie es ist.

Ich bin Mönch geworden
und erlangte Erleuchtung.
So sind also alle Dinge nichts.
Aber es ist wirklich kalt hier
in dieser verschneiten Nacht.

Shinjai

Angst und Leid können nicht ausgeklammert werden. Es gibt kein Zauberwort gegen Schmerz und Krankheit. Kijun Steve Allen vom Maitri Hospiz in San Francisco, das sich um sterbende AIDS-Patienten kümmert, erzählte über seine Arbeit: «Wir schufen eine Umgebung, in der Angst zugelassen werden kann. Anstatt sie zu verbergen oder sie zu vermeiden, ist sie hier Teil unserer Sorge um den gegenwärtigen Moment. Einfach, weil sie immer Teil des gegenwärtigen Momentes ist. Wir werden unserer Furcht nicht entgehen. Wir können unseren Ängsten nicht entgehen. Unsere Aufgabe besteht darin, alles zuzulassen, uns darauf einzulassen. Wir müssen uns die Erlaubnis erteilen, die Bereiche in uns zu betrachten, die wir meiden wollen.»[1]

Zen

Zen (Skrt.: Dhyana; chin.: Ch'an; kor.: Seon) bezeichnet die meditative Sammlung des Geistes und geht auf Bodhidharma (470–543 n. Chr.) zurück, der die indische Form des Buddhismus – etwa 1000 Jahre nach dem historischen Shakyamuni Buddha (Siddhartha Gautama, 563–483 v. Chr.) – nach China brachte. Hier verband sich diese Tradition mit Elementen des Taoismus, einer Religionsrichtung, die auf den chinesischen Philosophen Lao-Tse (604–531 v. Chr.) zurückgeht, zu einer eigenständigen «Schule».

Die Legende erzählt, dass sich Bodhidharma nach seinem erfolglosen Versuch, seine Lehre im Süden Chinas zu verbreiten, in das Shao-lin-Kloster im Norden Chinas zurückzog und dort neun Jahre «der Wand gegenüber sitzend» in schweigender Versenkung verbrachte. In dieser Körperhaltung soll auch der historische Buddha zum «Erwachten» geworden sein. Das Sitzen mit gekreuzten Beinen ist jedoch nur die äußere Form

---

[1] Zitiert nach: David Schneider: In Tau gekleidet. Issan Dorsey. Drag-Queen und Zen-Mönch. Theseus Verlag, S. 233–234.

des Zen; wenn man seine egoistischen Vorstellungen ablegt, kann das «Zen-Bewußtsein» in Erscheinung treten.

Als eines der höchsten Ideale im Zen gilt der Bodhisattva-Weg. Der Bodhisattva ist ein Mensch, der sein ganzes Sein in den Dienst seiner Mitmenschen stellt, ohne einen «Lohn» zu erwarten. Er verzichtet auf «seine» Erlösung, solange er nicht alle Lebewesen errettet hat. Er weiß um die Nicht-Existenz des «Ich», also weiß er auch, daß nicht «er» alle Lebewesen rettet. Auch die christliche Tradition stellt dieses Ideal in den Vordergrund: «Liebt eure Feinde und tut Gutes, leiht, ohne etwas wieder zu erhoffen.» Frage nicht erst lange: Wenn jemand klopft, dann mach ihm auf, wenn jemand Hunger hat, dann gib ihm etwas zu essen.

Den Zen-Weg kann jeder gehen, ganz gleich, welcher Nationalität oder Religions-Tradition er oder sie angehört. Es wird nichts vorausgesetzt, es muß nichts geglaubt werden. Zazen ist ein Weg der spirituellen Praxis, nicht des Glaubens. Auch wenn die meisten Zen-Übenden sicherlich Buddhisten sind, so gibt es doch auch viele Christen, die den Zen-Weg gehen – und ihren Glauben ganz neu entdeckt haben. Aber jeder muß seinen eigenen Weg finden, nicht in Büchern, sondern im Leben, so wie es gerade ist.

Zen-Geplapper

Es wird überliefert, daß der Buddha Shakyamuni von seinen Anhängern um einen Vortrag zu seiner Lehre gebeten wurde. Da saßen nun 2000 Menschen und wollten etwas Bedeutsames hören, das ihr Leben verändern würde. Der Buddha ergriff schweigend eine Lotusblüte und drehte sie in seiner Hand. Nur sein Schüler Kashyapa begriff und lächelte. Er hatte das Wesen der «Buddha-Lehre» intuitiv erfaßt. Ohne Worte, ohne Bücher, ganz direkt.

Die alten Zen-Meister und auch die christlichen Mystiker haben sich immer gegen die Alltagssprache als Mittel der Überlieferung gesträubt. «Sprache vermittelt nicht den Geist», meinte Mumon Ekai (1183–1260). Die Wahrheit kann nur in der eigenen Meditations-Praxis erfaßt werden. Chenching K'e-wen (1024–1102 n. Chr.) mahnte: «Im Zen ist Erfahrung alles. Was nicht auf eigener Erfahrung beruht, steht außerhalb von Zen. Die Zen-Schulung muß daher aus dem Leben selbst erwachsen, und Satori, die Erleuchtungserfahrung, das Erwachen, der Durchbruch, muß bis zum Grund gehen.» Aus dem Leben heraus. Eben dort, wo jeder gerade steht.

Ein Buch über Zen-Meditation kommt aber nicht ohne das Medium der Sprache aus, wenn es eine Anregung und Anleitung sein soll. Vertrauen Sie darauf, daß sich die Autoren größte Mühe gegeben haben, die richtigen Worte zu finden. Achten sie daher auf die Sprache. Welche Wahrheit verbirgt sich hinter den Begriffen? Was schimmert zwischen den Worten durch?

Das Wesentliche ist nicht das «Zen-Geplapper», das zu der Annahme verführen kann, in den Worten und Ausdrücken seien wunderbare Dinge enthalten, ein tiefes Geheimnis, das nur gelesen zu werden braucht, um es zu «haben». Zazen ist Praxis, nüchternes «selber tun». Hier und Jetzt. In jedem Augenblick hellwach. Ob beim Meditieren oder beim Spülen. Ohne Geheimnis. Übungs-Praxis und Erwachen sind nach Dogen Zenji (1200–1253) eine Einheit; ohne Übungs-Praxis kein Erwachen.

Lung T'an lebte jahrelang mit seinem Meister T'ien Huang zusammen, ohne von ihm das Geheimnis des Zen zu erfahren. Eines Tages konnte er nicht länger schweigen: «Meister, ich bin nun schon jahrelang bei dir, aber du hast mir noch nie etwas beigebracht. Ich bitte dich, laß mir mehr Mitleid zuteil werden.» T'ien Huang sagte: «Ich habe dir immer die Geheimnisse des Zen weitergegeben, vom Tag deines Eintritts ins Kloster an. Wenn du mir mein Essen bringst, bedanke ich mich bei dir; wenn du dich vor mir verbeugst, neige auch ich den Kopf. Wie kannst du da sagen, ich hätte dir nicht das Wesen des Zen beigebracht?»

Vielleicht sind Sie anfangs etwas verunsichert, weil Sie meinen, man müsse doch etwas erreichen, etwas erlangen. Vielleicht einen höheren Bewußtseinszustand, Erleuchtung, Heilung und Gesundheit. Klammern Sie sich nicht an Ihre Erwartungen, kommen Sie zuerst zu sich zurück. Vielleicht erfüllen sich Ihre Hoffnungen, vielleicht nicht. Machen Sie sich bitte nicht den Vorwurf, versagt zu haben.

Was können Sie also von diesem Buch erwarten? Sie werden Anregungen finden, Fragen und sonderbare Antworten. Manches mag Ihnen als hilfreich erscheinen, anderes als ebenso weit weg wie die Milchstraße. Manches bringt vielleicht etwas zum Klingen, manches läßt Sie kalt. Probieren Sie das aus, was Ihnen zulächelt. Vielleicht sind es nur einzelne Sätze oder Worte, die Sie ansprechen; nehmen Sie sie mit in Ihren Alltag, wie ein Mantra oder ein Gebet, – vielleicht öffnet es zur rechten Zeit seine Blüten.

Machen Sie den ersten Schritt …

Das ist Ihr Leben
Schauen Sie es sich genau an
Wie ist alles gekommen?
Wo wollen Sie hin?

Das ist Ihr Leben
In jedem Augenblick

Tage, in denen Sie glücklich sind
Tage, in denen Sie traurig sind

Alles hat seine Zeit

Jeder Augenblick
gehört Ihnen
Ganz

Arndt Büssing

Der Mond im Wassertropfen

Dagmar Doko Waskönig

Was ist unser Leben? Es gleicht einem Wassertropfen, vom Schnabel eines Wasservogels abgeschlagen, durch den das Mondlicht fällt.

Dogen Zenji

Haben wir die Diagnose einer schweren Krankheit erhalten, die uns in tiefe Verzweiflung gestürzt hat, so scheinen wir nichts zu wissen von der transparenten, glänzenden und frischen Klarheit jenes Wassertropfens, mit dem der Zen-Meister Dogen unser Leben in einem Vers verglich. Noch weniger sind wir imstande, das wunderbare, milde Mondlicht zu spüren – eine Metapher für unseren erwachten, erleuchteten Geist. Vorerst erfahren wir vielleicht nur das Angst erzeugende Fallen des Tropfens. Wenn wir mit einem Schlage in große Verwirrung gestürzt worden sind und das Vertrauen in das gewohnte Funktionieren des Körpers zunichte gemacht wurde, dann kann sich die Übung der Zen-Meditation, Zazen, als eine große Hilfe erweisen. Können wir uns darauf mehr und mehr wirklich einlassen, wird diese Übung von unschätzbarem Wert im Prozeß der Neuorientierung des eigenen Erfahrens und Denkens, der nun ansteht.

Wenn wir gleichsam den Boden unter den Füßen verloren haben, dann wird es wohltuend sein, durch Zazen erst einmal zu lernen, Körper und Geist zu sammeln. Wir setzen uns gut gegründet mit gekreuzten Beinen auf ein Sitzkissen auf den Boden oder notfalls auf einen Hocker und versuchen, unser Bewußtsein in unseren Körper hineinsinken zu lassen. Vielleicht nehmen wir jetzt zum erstenmal unseren Körper als Ganzes wahr, nicht einzelne seiner Bestandteile, sondern gleichsam den gesamten Raum bis zu den Grenzen unserer Haut hin. Dabei versuchen wir, uns ganz dieser Erfahrung zu überlassen. Alle Sorgen, die die Zukunft betreffen, alle Gedanken an andere Menschen und Dinge lassen wir fahren und versuchen, unser Wahrnehmen ganz im gegenwärtigen Moment zu halten.

Nachdem wir einigermaßen mit dieser Art Wahrnehmung vertraut sind, spüren wir unsere aufrechte Haltung, die Wirbelsäule, die uns stützende Achse, und versuchen, unsere Körperhaltung in eine gute Balance zu bringen, die ihren Schwerpunkt im Bauchraum findet. Die Hände werden zusammengelegt und unterstützen die Zentrierung unserer Position. Den Kopf halten wir aufrecht, senken aber den Blick und lassen die Augen entspannt auf dem Boden ruhen.

Dann richten wir unser Bewußtsein auf den Atem, auf die Atembewegung des Körpers, auf die Rhythmik des beständigen Kommens und Gehens, die wir mit allen Menschen und Tieren teilen. Wir prüfen die Art und Weise der Bewegung, indem wir ganz konzentriert der Bewegung des Ausatmens folgen, wie sie nach unten hin verläuft. Mit jedem Ausatmen lassen wir auf diese Weise unser Bewußtsein, das wir in der Körperachse halten, nach unten in den Körper hineinsinken. Atmen wir ein, bewegt es sich zum Kopf hin zurück. Der Akzent unseres Beobachtens liegt jedoch auf dem Ausatmen.

Stellen wir fest, daß der Atem sehr kurz, sei es flach oder stoßartig, vonstatten geht, nehmen wir dies wahr, ohne es zu bewerten, nehmen unseren Atem zunächst so an, wie er gegenwärtig ist. Gelingt es uns, eine Zeitlang dieser Bewegung konzentriert zu folgen, wird sie vielleicht von selbst ruhiger werden. Dann können wir versuchen, die gesamte Atembewegung mit Hilfe des Zwerchfells, aus dem Bauchraum heraus fast unmerklich zu unterstützen und ein wenig mehr Energie hineinzugeben, so daß der Ausatem lang und länger werden kann. Ohne zu sehr forciert zu werden, sollte die Abwärtsbewegung daraufhin ruhig und zugleich etwas kraftvoller werden. Fühlt sich der Atem dann jedoch rauh an, versuchen wir, ihn angenehm sanft fließen zu lassen.

Bald werden wir mit Erstaunen spüren, daß die angesprochene Konzentration auf den Körper und den Atem die Ausgangsbasis für eine ungewohnt lichte Klarheit unseres Geistes werden kann, die an die Stelle von Niedergeschlagenheit oder Aufgewühltheit tritt. Die Kraft, die uns daraus erwächst, sollte dabei helfen, Vertrauen in die ausbalancierte, gesammelte Haltung und die harmonisierte, gut entfaltete Atembewegung sowie die Konzentration darauf zu entfalten. Kräftigung und Vertrauen – zwei Aspekte unseres psychischen Befindens, die wir so dringend brauchen, wenn wir darangehen, unser Leben in schwierigen Phasen zu meistern.

Haben wir nach einiger Zeit ein gewisses Maß an Ausgeglichenheit erlangt, können wir mit einer zweiten Übung beginnen, der «Beobachtung». Hier geht es darum, unsere Gedanken und Gefühle von einem neutralen Standort aus wie auf einem Bildschirm zu registrieren. Anfangs erscheint es ziemlich schwierig, diese Neutralität zu erlangen. Es bleibt uns jedoch nichts anderes zu tun, als immer wieder erneut zu versuchen, eine Beobachterposition einzuüben, die nicht wertet. Als hilfreich hat sich dabei ein Benennen der Gedanken und Gefühle erwiesen. Ohne lange darüber nachzudenken, wählen wir einen passenden Begriff, den wir stumm so lange wiederholen, wie wir etwas beobachten. Dabei denken wir nicht über die auftauchenden Phänomene nach, spinnen die Gedanken nicht fort, sondern lassen sie sich wenn möglich von selbst erschöpfen.

Auch wenn ein schmerzliches Gefühl erscheint, wie zum Beispiel Angst oder Niedergeschlagenheit, gehen wir in dieser Weise vor. Bleibt das Gefühl präsent, wenden wir uns der körperlichen Ebene zu und spüren, wo und wie es sich manifestiert. Etwa in einer Dumpfheit im Kopf, in einer Flauheit im

Magen oder anderswo. Wir benennen nun diese Erscheinungen mit einem passenden Begriff und beobachten ihre Entwicklung eventuell bis zu ihrem völligen Verschwinden. Bei schwierigen Problemen, heftigen Gefühlen ist freilich ein energisches Vorgehen vonnöten, um die Neutralität und zugleich wache Präsenz des Bewußtseins zu erhalten.

Manchmal wird es geschehen, daß eben diese Objektivierungs-Energie, die wir aufzubringen imstande sind, dazu führt, daß ein Gefühl relativ rasch von selbst abklingt. In anderen Fällen werden wir längere Zeit damit zu tun haben. Doch sollten wir vermeiden, etwas weg zu wünschen, um dem Geist seine eigene Dynamik der Verarbeitung zu belassen.

Dieses Studium der Bewegungen unseres Geistes ermöglicht es schließlich, in einer direkten Erfahrung eine tiefe Erkenntnis über die Natur unseres Geistes zu gewinnen, indem wir der Unbeständigkeit und Substanzlosigkeit der Gedanken und Gefühle gewahr werden.

Wir entscheiden frei darüber, wann wir zur Übung der Konzentration auf Atem und Haltung zurückkehren, und setzen die beiden einander ergänzenden Methoden im Wechsel nach eigenem Belieben ein. All dies erfordert natürlich einige Übung. Gespräche mit einem Meditations-Lehrer oder einer Lehrerin können dabei nötig werden, damit wir uns nicht entmutigen lassen, wenn dabei Schwierigkeiten auftauchen.

Wenn wir das konzentrierte Sitzen tatsächlich zu unserer Übung machen, wird unser Geist früher oder später eine Qualität von Stille und Klarheit verwirklichen, die eine Ahnung von der unbegrenzten, leuchtenden Natur des befreiten Geistes auftauchen läßt.

Von ganzem Herzen wünsche ich allen Erkrankten viel gute Erfahrungen mit der Übung des Zazen, um das so schwierig gewordene Leben besser verstehen und meistern zu können.

Sitzen
Sit Zen!
ZaZen

Heinz-Jürgen Metzger

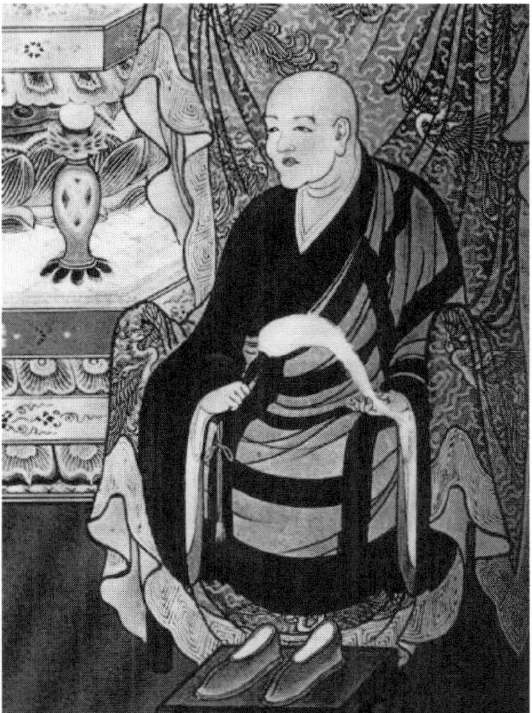

Dies ist nicht der Zen-Mönch Dogen.

Dies ist Druckerschwärze, ungleichmäßig über Papier verteilt.

Das, was sie hier über das Sitzen lesen, ist nur Druckerschwärze.

Wenn Sie wirklich etwas über das Sitzen
wissen wollen, müssen Sie sitzen.
Voll und ganz.
Wenn Sie wirklich sitzen wollen,
dürfen Sie nicht lesen.

Voll und ganz sitzen ist nichts als sitzen,
ausschließlich sitzen.
Sitzen und nichts sonst.

Auf japanisch nennt man das Zazen.

Also legen Sie jetzt das Buch weg, stellen Sie sich einen Wecker auf fünfzehn Minuten, und sitzen Sie, bis er klingelt.

Sitzen Sie voll und ganz!
Tun Sie nichts sonst!

Wie ist es Ihnen ergangen?
Ist es Ihnen gelungen, nur zu sitzen?

Vielen Menschen, die sich zum ersten Mal auf Zazen einlassen, finden im Sitzen nicht die erhoffte Ruhe: Gedanken tauchen auf, Empfindungen, Gefühle.

Aber das ist weder überraschend noch schlecht.

In unserem Alltag machen wir oft vieles gleichzeitig: Wir sitzen am Frühstückstisch, hören den Ton des Fernsehgeräts, lesen Zeitung, essen ein Brötchen und trinken Kaffee. Anschließend sitzen wir im Büro, lesen einen Text auf einem Monitor und telefonieren dabei.

Wann sind Sie jemals damit beschäftigt zu sehen, was in Ihnen vorgeht?

Wenn wir nur sitzen, sonst nichts tun, wird plötzlich all das wahrnehmbar, was sich in uns abspielt: Ein Gedanke jagt den anderen, ständig arbeitet die kleine Maschine, die wir unser Hirn nennen.

Wichtig ist es, sich während des Sitzens nicht von den Gedanken mitreißen zu lassen. Einfach sitzen und dem Kommen und Gehen der Gedanken zusehen.

Legen Sie jetzt wieder das Buch weg, stellen Sie sich den Wecker wieder auf fünfzehn Minuten, und sitzen Sie wieder, bis er klingelt.

Sitzen Sie voll und ganz! Beobachten Sie das Kommen und Gehen der Gedanken! Tun sie nichts sonst!

In Japan lebte im 13. Jahrhundert ein Mönch namens

Dogen.

Seine Lehre wurde bis zu uns weitergegeben.

«Das Zazen, von dem ich spreche, ist nicht das Erlernen einer Meditation. Es ist nichts anderes als die Lehre des Friedens und des Glücks, die Praxis-Verwirklichung vollkommenen Erwachens. Zazen ist der Ausdruck der endgültigen Wirklichkeit. Es ist nicht wichtig, ob man intelligent ist oder nicht. Es gibt keinen Unterschied zwischen dem Klugen und dem Dummen. Die Bemühung, sich aus ganzem Herzen zu konzentrieren, ist in sich selbst schon den Weg bewältigen. Die Praxis-Verwirklichung ist von Natur aus rein. Vorwärtsschreiten ist etwas Alltägliches.»

Was ist das,

Frieden und Glück

?

Bitte denken Sie über diese Frage nach,
bevor Sie weiterlesen

Was ist das,

vollkommenes Erwachen

?

Bitte denken Sie über diese Frage nach,
bevor Sie weiterlesen

Was ist das,

endgültige Wirklichkeit

?

Bitte denken Sie über diese Frage nach,
bevor Sie weiterlesen

Buddha

lehrte vier Edle Wahrheiten.

Die erste Edle Wahrheit lautet:
Leben ist leidvoll:
Geburt, Altern, Krankheit und
Tod sind Leiden. Kummer, Trauer,
Sorge, Gram, Eifersucht, Unruhe,
Angst und Verzweiflung sind Leiden.
Von denen, die man liebt, getrennt sein,
ist Leiden. Mit denen zusammensein,
die man nicht mag, ist Leiden.

Die zweite Edle Wahrheit lautet: Die
Ursache des Leidens liegt darin, daß
der Mensch ständig begehrt.

Die dritte Edle Wahrheit lautet: Wenn
man das Begehren vollständig aufgibt,
hat das Leiden ein Ende.

Die vierte Edle Wahrheit lautet: Der
Edle Achtfache Pfad führt zur Erkenntnis
zur Aufhebung des Leidens.

Erinnern Sie sich daran, was

Dogen

sagte?

«Das Zazen, von dem ich spreche, ist nicht das Erlernen einer Meditation. Es ist nichts anderes als die Lehre des Friedens und des Glücks, die Praxisverwirklichung vollkommenen Erwachens. Zazen ist der Ausdruck der endgültigen Wirklichkeit.»

Wenn Sie sich völlig darauf konzentrieren, nur zu sitzen, wenn Sie den Gedanken nicht folgen, wenn Sie einfach nur sehen, was ist, hat das Leiden in Ende, weil Sie sehen, was ist, ohne das Gesehene zu beurteilen, weil Sie nicht auf irgendein Ziel hin ausgerichtet sind, weil Sie nichts mehr begehren.

Sie sitzen in Frieden. Sie ruhen im Frieden. Sie sind nicht tot, sondern wacher denn je. Sie sind eins mit der Wirklichkeit, so wie sie ist.

Was aber ist Konzentration?

Konzentriert sein heißt, in völliger Einheit sein.

Sie haben bestimmt schon gesehen, wie kleine Kinder spielen: Sie sind völlig eins mit dem, was sie tun. Voller Konzentration bauen sie Sandburgen. Diese Konzentration hat nichts zu tun mit Angestrengtheit, mit Verkrampftheit.

Konzentration entsteht, wenn man alles andere aufgibt, wenn man sich mit nichts anderem beschäftigt.

Kinder können das ganz natürlich. Sie müssen sich nicht konzentrieren, sie sind ganz natürlich konzentriert. Viele Erwachsene haben diese natürliche Konzentration verlernt. (SportlerInnen im Wettkampf brauchen diese natürliche Konzentration: Wenn sie sich im Wettkampf immer wieder neu konzentrieren müßten, hätten sie schon verloren.) Viele Erwachsene müssen diese natürliche Konzentration aber erst wiederfinden.

Wenn Sie eins sind mit dem Sitzen, sitzen Sie konzentriert.

Um diese Einheit verwirklichen zu können, ist es hilfreich, eine bestimmte, seit den Zeiten Buddhas überlieferte Haltung einzunehmen.

Buddha in Zazen

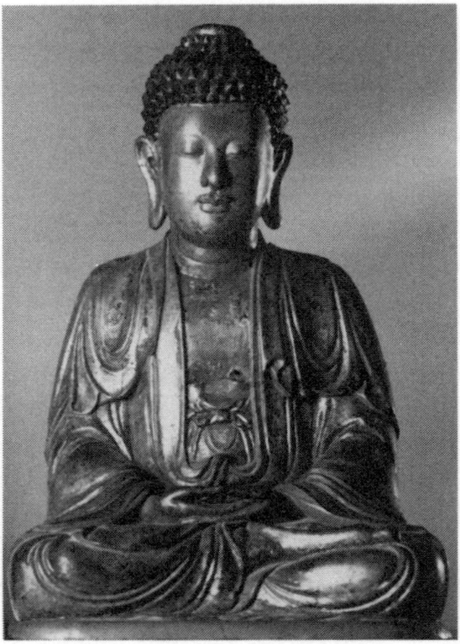

Dogen schreibt im Shobogenzo
Zazengi (gekürzt):

«Zen zu praktizieren bedeutet in Zazen zu sitzen. Um in Zazen zu sitzen, ist ein ruhiger Platz geeignet. Breite eine dicke Matte aus. Der Sitzplatz sollte hell sein; warm im Winter, kühl im Sommer. Wirf alles ab, was Dich beschäftigt. Denk nicht an Gutes. Denk nicht an Schlechtes. Zazen ist jenseits von Geist, Wollen, Bewußtsein, Achtsamkeit, Denken und Nachdenken. Versuche nicht, ein Buddha zu werden.

Sitze, als wolltest Du ein Feuer löschen, das auf Deinem Kopf brennt. Benutze ein rundes Kissen. Sitze nicht auf der Mitte des Kissens, sondern lediglich auf dem vorderen Teil. Verschränke die Beine. Die verschränkten Beine befinden sich auf der Matte, das Kissen unter der Basis der Wirbelsäule. So saßen die Buddhas und die Vorfahren, wenn sie Zazen praktizierten. Sitze entweder im halben oder im vollen Lotus. Im vollen Lotus liegt der rechte Fuß auf dem linken Oberschenkel und der linke Fuß auf dem rechten Oberschenkel. Beim halben Lotus liegt der linke Fuß auf dem rechten Oberschenkel. Lege die rechte Hand auf den linken Fuß. Lege dann die linke Hand in die rechte Hand. Die Daumen sind waagerecht, und die Daumenspitzen berühren sich leicht. Ziehe die Handkanten nun an den Unterleib. Die Daumenspitzen sollten sich auf Höhe des Nabels befinden. Sitze aufrecht. Neige Dich weder nach links noch nach rechts, weder nach vorn noch nach hinten. Es ist wichtig, daß sich die Ohren in einer Senkrechten mit den Schultern befinden. Die Nase befindet sich in einer Senkrechten mit dem Nabel. Die Zunge liegt am oberen Gaumenrand. Atme durch die Nase. Die Lippen und die Zahnreihen sind geschlossen. Die Augen sind offen, weder aufgerissen, noch halb geschlossen. Wenn Du Körper und Geist so in Einklang gebracht hast, mache einen tiefen Atemzug. In Zazen zu sitzen bedeutet nicht, Zen-Meditation zu lernen. In Zazen zu sitzen ist das große fried- und freudevolle Tor der Wirklichkeit. Es ist unbeschmutzte Praxis und Erfahrung.»

Bemühen Sie sich nun, die Haltung einzunehmen, die Meister Dogen beschrieben hat.

Sie werden feststellen, daß das gar nicht so einfach ist: Vielleicht haben Sie kein Kissen, vielleicht können Sie die Beine nicht verschränken, vielleicht kommen Sie nicht mit den Knien auf die Matte, vielleicht haben Sie den Eindruck, schief zu sitzen, oder, oder, oder.

Bemühen Sie sich, sich so zu setzen, daß Sie der von Meister Dogen beschriebenen Haltung möglichst nahekommen. Achten Sie darauf, sich weder zu überfordern, noch zu unterfordern.

Legen Sie jetzt das Buch weg, stellen Sie sich einen Wecker auf fünfzehn Minuten, und sitzen Sie, bis er klingelt.

Wie ist es Ihnen ergangen?

Möglicherweise haben Ihnen die Knie weh getan. Oder die Füße. Oder ein anderes Körperteil.

Das ist nicht unverständlich: Wir sind diese Haltung nicht gewohnt, wir müssen sie erst üben.

Das Üben wird Ihnen leichter fallen, wenn Sie sich einer Gruppe anschließen, die Zazen praktiziert.

Auskunft über eine Gruppe in Ihrer Nähe erhalten Sie bei den im Anhang aufgeführten Adressen

«Die Bemühung, sich aus ganzem Herzen zu konzentrieren, ist in sich selbst schon den Weg bewältigen. Die Praxis-Verwirklichung ist von Natur aus rein. Vorwärtsschreiten ist etwas Alltägliches.»

Dogen

Kinhin – Meditation im Gehen

Arndt Büssing

Im Hof liegen rings noch
die abgefallenen Nadeln
der alten Kiefer.
Kein Staub ist aufgewühlt,
und still ist mein Herz

Rikyus

Es kann eine schöne Erfahrung sein, sich mit seinem Sitzkissen in einen alten Park oder in einen blühenden Garten zu setzen. Sie werden ruhig und entspannen sich. Von den Vögeln werden Sie nach einiger Zeit nicht mehr als Störenfried empfunden; die fliegen ganz nah heran und setzen sich furchtlos ringsum nieder, um nach Futter zu picken. Sie selbst gehören dazu, ob mit oder ohne Tumor. Kein Unterschied. Eine unreife Kirsche fällt vom Baum, direkt vor Ihre Füße. Kein Wink des Schicksals. Eben nur so.

Es mag aber Zeiten geben, in denen sich keine Gelegenheit ergibt, sich auf seinem Kissen niederzulassen, obwohl es gerade jetzt nötig wäre, sich zu sammeln, zur Ruhe zu kommen. Vielleicht, weil wichtige Entscheidungen oder Begegnungen anstehen. Oder weil es Ihnen zur Zeit nicht so gut möglich ist, sich entspannt hinzusetzen, vielleicht aber auch, weil Ihnen immerzu die Beine einschlafen. Versuchen Sie die gleiche Sammlung wie in Zazen, dem absichtslosen Sitzen, im Kinhin, der Meditation im Gehen, zu verwirklichen. Ob Sie in einem geschlossenen Zimmer oder in einem offenen Park üben wollen, ist Ihnen überlassen. Lassen Sie sich leiten von Ihrem Gespür für die richtige Umgebung und den richtigen Moment. Jeder Weg kann der richtige sein.

Stellen Sie sich aufrecht hin, den Rücken gut durchgestreckt, die Schultern hängen locker, das Kinn ist leicht nach hinten gezogen. Ausgespannt zwischen Himmel und Erde. Richten Sie Ihren Blick etwa zwei Meter vor sich auf den Boden, entspannt, ohne etwas zu fixieren.

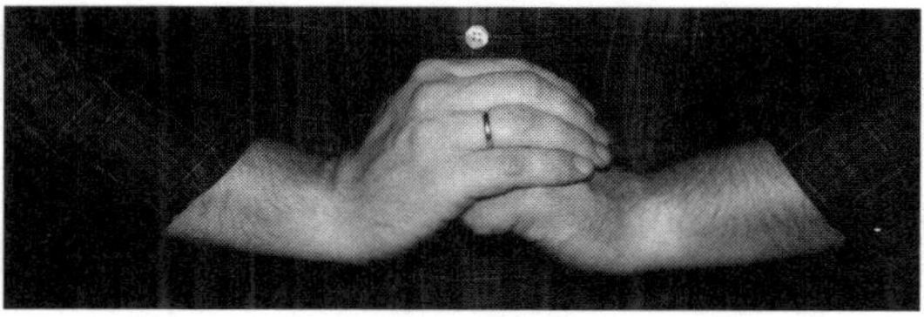

Umschließen Sie mit ihrer linken Hand den linken Daumen. Legen Sie nun ihre rechte Hand flach auf die linke, so daß die Finger der rechten wie ein Gewölbe auf den Fingern der linken Hand zu liegen kommen. Das rechte Handgelenk ist hierbei etwas angewinkelt und übt einen leichten Druck auf die linke Faust aus. Die Knöchel beider Hände schauen nach oben. Der rechte Daumen drückt mit der Spitze in die Hautfalte zwischen Daumen und Zeigefinger der linken Faust. Nehmen Sie beide Hände so vor den Brustkorb, daß die Unterarme parallel zum Boden sind und der Daumenknochen der rechten Hand in die Mulde direkt unter der Spitze des Schwertfortsatzes des Brustbeines (Xiphoideus) drückt. Diese Stelle wird in China Jiuwei («Taubenschwanz») genannt und entspricht einem wichtigen Akupunkturpunkt (Ren Mai 15) zur Beruhigung des Geistes bei Angst, Sorge und Aufregung. Sie liegt unterhalb des sogenannten Herz-Chakras (Skrt: Anahata-Chakra), einem «Zentrum», das im tibetischen Buddhismus als Sitz unseres «Wahren Selbst» angesehen wird. Die beim Kinhin gedrückte Stelle entspricht dem Manipura-

Chakra, dem Zentrum aller Empfindungen, Gefühle und Emotionen, aber auch der Lebenskraft und des Willens.

Atmen Sie langsam und mit Bedacht ein. Sie spüren, wie sich der Brustkorb dehnt und sich die Lungen mit Luft füllen. Der Atem «nährt» den ganzen Körper. Mit dem Einatmen setzen Sie Ihren Fuß eine halbe Fußlänge vor dem anderen Fuß auf. Der Ballen drückt gut auf den Boden. Der hintere Fuß ist locker und entspannt; die Ferse bleibt auf dem Boden. Mit dem Ausströmenlassen der Atemluft steigern Sie nun langsam den Druck der linken Hand auf den umschlossenen Daumen und den Druck der rechten Daumenwurzel auf die Brust. Das Gewicht des Körpers liegt auf dem vorne stehenden Fuß, der kräftig auf den Boden drückt. Am Ende der Ausatmung löst sich die Spannung des Körpers wieder und mit dem nächsten Atemzug erfolgt der nächsten Schritt.

Zwingen Sie nicht Ihren Atem, lassen Sie ihm seine eigene Zeit. Sie haben kein Ziel, das Sie erreichen müssen: Sie atmen ein und machen einen Schritt, sie atmen aus und spüren die Spannung der Hände. Sie müssen nirgendwo hin, – Sie haben alle Zeit der Welt. Mit jedem Schritt sind Sie schon angekommen. Sie atmen ein, sie atmen aus – Schritt für Schritt mitten im Leben. Lassen Sie alle Gedanken ziehen

Einatmen – ausatmen. Rechter Fuß – linker Fuß. Anspannung – Entspannung. Innen – außen. Das Getrennte wird zusammengefügt in einer fließenden Bewegung. Wenn es draußen regnet, werden Sie naß. Einatmen – ausatmen. Der Wind zieht durch die Blätter. Rechter Fuß – linker Fuß. Dieser Moment gehört Ihnen, – ganz. Ein Lächeln.

Der Wind in den Zweigen
Regen auf der Haut
Ein Blatt
Eine Verneigung in Dankbarkeit

Erschöpfung

Vom Spähen blind, die Augen
Vom Lärmen taub, die Ohren
Vom Schwätzen wund, die Lippen
Vom Hasten leer, die Stunden
Schweigen auskosten

Arndt Büssing

Spirituell leben – wie geht das?

Niklaus Brantschen

Herr – sieh,
ich hänge auf diesem Ast.
Wohin Du mich gegeben hast.

Nur eines ist's
Wonach ich heische:
Herr, nimm den Wurm
aus meinem Fleische,

daß meine Kerngewalt
nicht leide. –
Dann glänzt auch
meine Haut wie Seide

und ich schmecke Kindern,
Herrn und Damen!
Dazu bin ich geschaffen!
Amen

Wilhelm Rudnigger

So einfach kann beten sein. Zumindest für einen Apfel. Uns Menschen fällt es meist schwer. Und doch gehört Beten zum Leben wie Atemholen. Ich komme darauf zurück.

Zunächst, liebe Leserinnen und Leser, mögen Ihnen einige Hinweise helfen, in die richtige Verfassung zu kommen. Fangen Sie bei sich an, so, wie Sie sich gerade vorfinden – ob Sie liegen, sitzen oder stehen, ob Sie mehr oder weniger fit sind. Denken Sie nicht an etwas Hohes, Erhabenes. Bedenken Sie vielmehr, daß Spiritualität mit Boden zu tun hat, auf dem wir stehen, und mit dem Leib, den wir haben, oder besser: der wir *sind*. Der Leib drückt untrüglich meine innere Verfassung aus, so daß wir formulieren dürfen: Zeige mir, wie du *stehst*, und ich sage dir, wie es um dich steht. Zeige mir, wie du *gehst*, und ich sage dir, wie es dir geht. Zeigt mir, wie du *läufst*, und sich sage dir, wie es bei dir läuft. Das richtige Im-Leibe-Sein ist von großer Bedeutung nicht nur für einen spirituellen Weg, sondern für das Menschsein überhaupt. Leib und Seele gehören zusammen. Das wird heute mehr und mehr gesehen: in der Medizin, in der Psychologie und nicht zuletzt in der Anleitung zur Meditation. Wenn ich zum Beispiel still und aufrecht sitze oder mich gleichmäßig im Rhythmus bewege, wenn ich dabei ruhig und regelmäßig atme, werde ich meines Leibes inne, nicht im objektivierenden, gegenständlichen, sondern im «in-ständlichen» Erkennen. Das verlangt Übung. Mit der Zeit führt das äußere Sichloslassen zur inneren Gelassenheit – und umgekehrt. Dann werden Außen und Innen, Leib und Seele zu einer Ganzheit. Der *Mensch* wird ganz und mehr er selber. Er lebt im Leibe und begegnet sich selbst.

Sich selbst begegnen ist das eine. Das andere ist, zu erfahren, daß wir keine Insel sind. Wir leben viel mehr von anderen her und auf andere hin. «Du sagend werde ich Ich», schreibt Martin Buber. Östliche Wege, die sogenannten «kosmischen Religionen», setzen einen besonderen Akzent auf dieses Eins-Sein. Aber auch die christliche Tradition kennt diese Erfahrung. So predigt etwa Gregor der Große Ende des sechsten Jahrhunderts: «Der Mensch hat von allen Geschöpfen etwas: Er hat das Sein mit den Steinen gemeinsam, das Leben mit den Bäumen, das Fühlen mit den Tieren, das Erkennen mit den Engeln. Wenn der Mensch also mit allen Geschöpfen etwas gemeinsam hat, dann ist in ihm in irgendeiner Weise die ganze Schöpfung.»

Diese Einheit zu erfahren macht frei, läßt mich atmen. «Atemholen aus der Erde» nennt dies Rose Ausländer in einem Gedicht.

Ich sagte eingangs, Beten sei so menschlich und hilfreich wie Atemholen. Wirklich? Wirklich! Vorausgesetzt, wir machen es nicht komplizierter, als es ist, und beten nicht auf philosophische Weise: «Gott, falls es Dich gibt, rette meine Seele, so ich eine habe.» Hier ist das Gebet zum Problem geworden. In der Tat, die traditionelle Formel *Beten heißt reden mit Gott* läßt sich heute nicht so leicht umsetzen. Anders als im gewöhnlichen Gespräch ist beim Gebet der Gesprächspartner nicht sicht- und hörbar. Er schweigt. Was können wir da tun? Auch schweigen! Ein Schweigen pflegen, das nicht leer und hohl klingt, sondern erfüllt ist von der Kraft der Stille. Eine Stille, wie sie Werner Bergengruen erfahren hat:

Wir sind so sehr verraten,
Von jedem Trost entblößt.
In all den schrillen Taten
Ist nichts, das uns erlöst.

Wir sind des Fingerzeigens,
Der plumpen Worte satt.
Wir wollen den Klang des Schweigens,
Das uns erschaffen hat.

Gewalt und Gier und Wille
Der Lärmenden zerschellt.
O komm, Gewalt der Stille,
Und wandle du die Welt.

Werner Bergengruen

Wer die Kraft der Stille erfährt, kann wieder so spontan und ursprünglich beten wie der Apfel im einleitenden Gebet oder die Schildkröte:

Ein bißchen Geduld,
lieber Gott,
ich komme schon!
Man muß seine Natur nehmen, wie sie ist!
Ich möchte keineswegs
Dies Haus auf meinem Rücken kritisieren:
Es hat sein Gutes.
Aber gib zu, Herr:
Es ist reichlich schwer zu tragen!
Nun ja, laß
diesen Panzer und mein Herz
– die doppelte Klausur –
für Dich nicht ganz verschlossen sein. Amen

Carmen Bernos de Gaszold

Seine Natur nehmen, wie sie ist, mich annehmen, wie ich bin –, und zwar nicht nur in gesunden Tagen und hellen Stunden –, das ist das A und O eines geglückten Lebens. Denn wahres Glück zählt gerade nicht – wie die Sonnenuhr – die hellen Stunden nur. Es hält es vielmehr mit dem chinesischen Zen-Meister Unmon, der sagen konnte: «Jeder Tag ist ein guter Tag.» Jeder Tag ist ein guter Tag: Diesem Wort wird man nicht gerecht, versteht man es als formelhaften Vorsatz oder als billigen Rat, die Dinge auf die leichte Schulter zu nehmen. Ignatius von Loyola (1491–1556) empfiehlt: um zu seinem Lebensziel zu gelangen und also glücklich zu werden, sei es notwendig, Gesundheit nicht mehr zu verlangen als Krankheit, Reichtum nicht mehr als Armut, Ehre nicht mehr als Mißachtung, langes Leben nicht mehr als kurzes ... Und darum schrieb er die «Geistlichen Übungen» (Exerzitien).

In der Schule des Ignatius und in der Übung des Zen lerne ich persönlich mehr und mehr, daß es zum Glück nicht der Erfüllung aller Wünsche bedarf, und daß ich glücklich sein kann auch dann, wenn ich Schweres erlebe, wenn ich zum Beispiel liebe Menschen verliere oder krank bin oder gar selbst mit dem Tod konfrontiert werde. Wahres Glück ist keine Glücks-Sache.

Praktische Hinweise

Zu den Hinweisen, die ich bereits gegeben habe, nenne ich – in Anlehnung an Erich Fromms bekanntes Büchlein «Die Kunst des Liebens» – noch folgende Regeln:

Disziplin ist nicht alles ...

... aber ohne Disziplin ist alles nichts. Disziplin: Man könnte meinen, der heutige Mensch habe ein Gespür für Disziplin, wird er doch in der Schule und später bei der Arbeit dazu angehalten. Das ist richtig und wichtig. Aber es entsteht dadurch auch ein gewisser Überdruß. In der Freizeit, wenigstens im privaten Raum, möchten wir uns gehen lassen, uns zerstreuen. Aber ohne Disziplin ist menschliches und damit auch spirituelles Leben nicht möglich.

Ganz statt ein bißchen

Konzentration: Sie ist noch seltener anzutreffen als Disziplin und zwar aus folgendem Grund: Wir tun vielerlei gleichzeitig und verstoßen gegen die bewährte Regel: Tue, was Du tust, ganz! Wenn essen, dann essen, wenn arbeiten, dann arbeiten, wenn spielen, dann spielen, wenn lachen, dann lachen, wenn weinen, dann weinen ... Statt dessen freuen wir uns ein bißchen, weinen ein bißchen, arbeiten ein bißchen oder auch viel, spielen ein bißchen, lieben ein bißchen, streiten ein bißchen und versöhnen uns ein bißchen, hören ein bißchen Radio und lesen gleichzeitig ein bißchen in einem Buch, wir sind ein bißchen glücklich und ein bißchen unglücklich. Und tausendmal «ein bißchen» gibt nichts Ganzes. Etwas Ganzes gibt es nur dann, wenn wir ganz da sind und uns ganz in das hineingeben, was wir gerade tun.

Es lebe die Geduld

Wer auf raschen Erfolg aus ist, wird immer enttäuscht werden. Wir können nicht erwarten, in ein paar Stunden oder gar an einem Abend das zu lernen, was wir vielleicht jahrelang vernachlässigt haben, nämlich still zu sitzen, Zeit zu haben, tief Atem zu holen, sich zu besinnen und das Herz zu Gott zu erheben. Wer warten kann und Geduld hat, wird erfahren, daß all dies nicht eine mühsame Beschäftigung oder gar eine Pflichtübung ist. Von der Alltagsbetriebsamkeit in Ruhe gelassen, tut das Herz das, was es im Grunde immer tun möchte: Es weitet sich, hebt sich, lobt und dankt. Mit anderen Worten, es betet und meditiert ganz spontan, seinem innersten Wesen entsprechend. Auch die längste Reise, nämlich die «Reise nach innen», beginnt mit dem ersten Schritt. Um gehen zu lernen, mußt du den ersten Schritt wagen; um schwimmen zu lernen, dich ins Wasser stürzen; um meditieren zu lernen, die Stille suchen; um beten zu lernen, die Hände falten.

Tun, was mir am Herzen liegt

Die Überzeugung, daß das, was ich tun will, für mich wichtig ist, gehört nach Fromm zur vierten Voraussetzung der «Kunst des Liebens» – und ebenso zur Kunst des spirituellen Wegs. Es ist eine Tatsache, daß ich Zeit uns Raum nur für etwas finde, das mir am Herzen liegt, das mir wichtig ist. Wenn ich nicht zutiefst überzeugt bin, daß Meditation und Gebet für mich wichtig sind, drängen sich hundert andere Sachen vor und bringen mich von meinem Vorhaben ab, mir eine halbe Stunde Zeit zu nehmen. Haben Sie, liebe Leserin, lieber Leser, eine halbe Stunde Zeit? Wenn ja, dann haben Sie Spiritualität zu Ihrer Herzenssache gemacht.

Übungen der Achtsamkeit im Alltag

Fumon S. Nakagawa

1. Wir lernen mit uns selbst achtsam zu sein, wenn wir lernen, mit unserem eigenen Atem achtsam zu sein.
2. Wir atmen, solange wir am Leben sind. Wenn wir unseren Atem aber bewußt spüren lernen, werden wir auch uns selbst besser spüren.
3. Wenn wir bewußt und achtsam bei unserem Atem sind, dann sind wir zugleich bewußt und achtsam bei allem, was uns umgibt.

Das ist die Übung der Atem-Achtsamkeit im Alltag: Stehen, Gehen, Sitzen, Liegen, Arbeiten, Essen, Kochen, Waschen, Ausruhen.

Wie begegnen wir dabei den Menschen um uns herum? Bei der Arbeit, beim Ausruhen? Das mögen Freunde, Familienmitglieder, Kollegen, gute Bekannte oder ganz unbekannte Menschen sein, am Arbeitsplatz oder auf der Straße.

Wir reden miteinander, wir hören einander zu.

Im Alltag kommt es also auf achtsames Reden an. Dabei wissen wir genau: achtsames Reden ist gar nicht möglich ohne achtsames Zuhören. Wenn wir also in unserem Alltag durch Reden miteinander in Kontakt treten wollen, müssen wir zuerst fähig werden, anderen achtsam zuzuhören.

Was hören wir? Das, was die anderen zu uns sagen, sicher.

Wir können aber auch der Natur zuhören: dem Gesang der Vögel im Wald, dem Rauschen der Blätter in den Bäumen, dem Murmeln des Baches. All diesen Klängen und Geräuschen der Natur achtsam zu lauschen, läßt uns die Schönheit des Lebens spüren. Wenn wir so mit der Harmonie der Naturlaute in Berührung kommen, reinigt sich unser Herz von selbst, wir empfinden Lebensfreude und Seelenfrieden. Achtsam hören wir die Vogelstimmen, die den Wald erfüllen, achtsam hören wir das Rauschen des Wassers. Im achtsamen Hören sind wir eins mit den Stimmen der Vögel und mit dem Rauschen des Baches.

Die Vogelstimmen und das Rauschen des Wassers – hören wir noch etwas in dieser wunderbaren Harmonie?

Wenn wir auf diese Weise achtsam sind, hören wir uns selbst zu.

Wann in unserem Leben haben wir uns selbst wirklich in achtsamer Liebe zugehört? Genau jetzt und hier können wir uns selbst zuhören, in Achtsamkeit und in Liebe zu uns selbst.

Achtsamkeit bedeutet also: achtsam zuhören, sich selbst zuhören, aufmerksam in sich hineinhören.

Beim achtsamen Atmen berühren wir uns selbst in der Tiefe unseres Herzens. Wir hören uns selbst zu – unserer Freude und Sorge, unserem Kummer und Zweifel, unserer Trauer und dem Schrei unserer Einsamkeit und Verlassenheit. In der Tiefe der Achtsamkeit können wir spüren, wie wir wirklich sind. In der Übung des achtsamen Zuhörens lernen wir, tief in uns selbst hinein zu hören.

Es ist ein Geschenk, das wir von der Natur bekommen: indem wir achtsam dem Rauschen des Wassers, dem Gesang der Vögel zuhören, lernen wir zugleich, uns selbst mit Achtsamkeit und Liebe zuzuhören. Dann kann sich unser Herz öffnen und wach werden für die Schönheit und Freude des Lebens.

Ganz und gar hörend, ohne Gedanken,
bin ich der Wassertropfen, der vom Vordach fällt.

Dogen Zenji

Bei der Übung des achtsamen Zuhörens öffnen wir uns auch für das, was aus unseren Freunden und Mitmenschen spricht, selbst wenn sie schweigen. Mit offenem Herzen hören wir ihrer Freude, ihrer Hoffnung, ihren Sorgen, ihrer Trauer und ihrer Einsamkeit zu. Dieses Zuhören ist ein Akt der Liebe, die wir für uns selbst genauso wie für die anderen empfinden. Eins mit ihnen in dieser Liebe spüren wir, wie sie leben, indem wir unser eigenes Leben spüren.

Genauso wie das achtsame Zuhören üben wir nun auch das achtsame Reden. Achtsam reden zu üben bedeutet: tiefes, bewußtes Einatmen, tiefes, bewußtes Ausatmen. Wir reden achtsam zu uns selbst. Wir öffnen unser Herz, und mit liebevollen Worten sprechen wir zu uns selbst in unserem Herzen. Wir schenken uns selbst Achtsamkeit, wir begegnen uns selbst mit Liebe und Güte.

Nicht anders als beim Zuhören üben wir die Achtsamkeit im Reden zuerst in uns selbst. Das heißt, wir begegnen uns selbst mit liebevollen Worten. Diese Achtsamkeit ist ein Akt der Liebe, die wir für uns selbst empfinden.

Bringen wir diese Achtsamkeit für uns selbst nicht auf, dann finden wir auch keine liebevollen Worte für uns selbst.

Bei der Übung des achtsamen Zuhörens begegnen wir uns selbst.

Bei der Übung des achtsamen Redens begegnen wir uns selbst.

Den Weg erforschen heißt,
sich selbst erforschen.
Sich selbst erforschen heißt,
sich selbst vergessen.
Sich selbst vergessen heißt,
Von allen Wesen (erleuchtet) werden.

Dogen Zenji

Wir reden achtsam mit unseren Mitmenschen. Damit ermöglichen wir ihnen Verstehen und Wachheit. Achtsames Reden ist also Ausdruck des tiefen Verstehens und der mitfühlenden Liebe für alle anderen.

Der Ursprung des achtsamen Zuhörens und des achtsamen Redens ist die Achtsamkeit für den eigenen Atem. Achtsames Atmen hilft uns in allen Situationen des Alltags.

Einatmend weiß ich, daß ich einatme.
Ausatmend weiß ich, daß ich ausatme.
Einatmend wird mein Atem tief.
Ausatmend wird mein Atem langsam.

Thich Nhat Hanh

Wir üben, uns selbst und den anderen achtsam zuzuhören. Wir üben, zu uns selbst und mit den anderen achtsam zu reden.

Diese Übungen der Achtsamkeit im Alltag, beim Zuhören und beim Reden, schenken uns Freude und Frieden.

Mehr noch: Freude und Frieden werden Wirklichkeit im liebevollen Umgang mit uns selbst und mit allen Menschen, denen wir begegnen, ja, mit allen Wesen und mit der Natur selbst. Dies ist das Glück des Lebens in Achtsamkeit, es ist das Geschenk der Achtsamkeitsübung. Da beginnt Heilung, hier liegen die Wurzeln von Freude und Frieden. Dies ist unsere echte Heimat und zugleich die Quelle aller Liebe.

EIN und AUS

Ich atme ein.
Du bist da für mich.
Ich atme aus.
Ich bin da für dich.

Ich atme ein.
Als schöne Blume bist du da für mich.
Ich atme aus.
Ich respektiere dein Dasein in dieser Welt.

Wir sind eins – Ein und Aus.
Ich höre zu;
was du sagst, mit deinem Dasein.
Du hörst zu;
wie ich bin.

Wir sind in der Einheit von
Geben und Nehmen.

Du bist eine schöne Blume.
Ich bin ein Schmetterling.

Ich bin ein Baum.
Du bist ein Vogel.

Wir reden miteinander
mit der Stimme des Herzens.
Wir hören einander zu
mit den Ohren des Herzens.

Du bist ich,
ich bin du,
in der Einheit
von Ein und Aus im Universum.

Beim Zuhören und beim Reden
Verweilen wir in der Achtsamkeit
der Liebe
des Respekts
von Mitgefühl und Verstehen.

Du bist da für mich.
Ich bin da für dich.

Es ist ein wunderschöner Augenblick
der Ewigkeit.
Wir sind gemeinsam da
in diesem Universum der Liebe,
in der Achtsamkeit des Lebens.

In diesen ewigen Augenblick
sind wir hineingeboren
mit allen anderen zusammen.

In diesem Augenblick der Achtsamkeit
fehlt der ganzen Welt
– nichts.

Du bist da,
hier und jetzt
in diesem ewigen Augenblick.

Ich atme ein.
Ich bin da,
im Jetzt und Hier.
Ich atme aus.
Du bist da,
im Hier und Jetzt.

Ich atme ein –
danke, daß du da bist.

Ich atme aus –
ich liebe dich.

Einatmend
überlasse ich dem Leben das Leben.
Ausatmend
überlasse ich den Tod dem Tod.

Das ganze Universum
atmet ein,
atmet aus,
durch uns hindurch,
durch alles hindurch.

Wir sind
im reinen Land,
hier und jetzt.
Ein und Aus,
in der Stille der Achtsamkeit.

Die Größe der kleinen Dinge. Der Teeweg

Randall Weingarten

Des Tee-Weges Urgrund:
Wasser sieden lassen, Tee schlagen und
ihn mit aufrichtigem Herzen trinken, –
nicht mehr!
Man sollte dies wohl wissen.

Rikyu

Während einer Zeit großer Unruhe in meinem Leben bin ich auf den Weg des Tees gestoßen. Mit dem Erlernen und Ausüben von *Chanoyu*, der traditionellen Form, die wir im Westen Tee-Zeremonie nennen, eröffnete sich mir ein ganz neuer Weg des Seins. Viele wunderbare Menschen haben mich angeleitet, haben meinen schweren, zielstrebigen Weg des Lernens begleitet. Mit der Zeit sind die rohen Ecken etwas glatter geworden. Der jadefarbene Tee hat mir seinen friedvollen Charakter aufgeprägt.

Gerne möchte ich Ihnen einige Gedanken aus der Tee-Praxis mitteilen, von denen ich glaube, daß sie dem Leben und Sterben hilfreich sind. Ich schreibe aus der Warte sowohl eines Arztes, als auch eines Menschen, der den Tee-Weg beschreitet.

Vertrautheit des Zusammensein

Es werden viele Ansprüche hinsichtlich der medizinischen Wirkung des grünen Tees und der streßlösenden Aspekte der Tee-Praxis erhoben. Seltsamerweise beeindrucken mich diese Ansprüche und Meinungen gar nicht. Vielmehr bewegt mich die Vertrautheit des Zusammenseins, das einfache Zusammentreffen von Freunden und Fremden in einer Umgebung der Ruhe und Feierlichkeit. Hierbei kommt so vieles zusammen, das mit in den Tee hinein fließt. «Die ganze Welt in einer Schale Tee», sagte Kankai Osho.

Den Menschen des Tee-Weges ist es eine Freude, sowohl Gastgeber als auch selbst Gast bei Tee-Zusammenkünften zu sein. Es bieten sich viele Gelegenheiten für solch eine Zusammenkunft. Jede einzelne wird uns zur Möglichkeit, das Herz zu öffnen und zu einem Aspekt unseres «Anfänger-Geistes» zurückzukehren, diesem wunderbaren Empfänglich-Sein, der Fähigkeit, zu staunen und Freude zu empfinden.

Eine Zusammenkunft zur Tee-Zeremonie bedarf einer sorgfältigen Vorbereitung sowohl der Gäste als auch des Gastgebers. Jeder ist dem anderen gegenüber aufmerksam. Der Gastgeber stimmt sorgfältig die Vorbereitungen ab, schenkt den kleinen wie auch den größeren Details seine uneingeschränkte Beachtung. Das Wichtigste bei diesen Vorbereitungen ist die Beachtung und Würdigung jedes einzelnen Gastes. Alle Speisen, die serviert werden, und alle Utensilien, die während der formellen Tee-Zubereitung benutzt werden, sind unter Berücksichtigung der Jahreszeit, des besonderen Anlasses und der Gäste ausgewählt worden.

Zur festgelegten Zeit gehen die Gäste durch den Garten, entlang eines Pfades glitzernder Trittsteine und schlichter Sträucher, der Roji genannt wird.

Mit jedem Schritt läßt der Gast die alltäglichen Sorgen und Belange los. Beim Betreten des schlichten Tee-Raumes stellt sich das Gefühl ein, in einen intimen Raum hineinzukommen: karg, einfach, ruhig, sogar ehrfurchtsvoll. Das in einer besonderen Nische, dem *Tokonoma,* hängende Wandbild einer ausgesuchten Kalligraphie, das Blumen-Arrangement, der Duft in der Luft, die frischen Tatami-Matten, – all dies trägt zu dem Bewußtsein bei, daß allem große Sorgfalt entgegengebracht wird.

Nach der freundlichen Begrüßung teilen Gastgeber und Gäste ein besonderes gemeinschaftliches Erlebnis, das über Sprache und Gestik hinausgeht. Wie kann man das beschreiben?

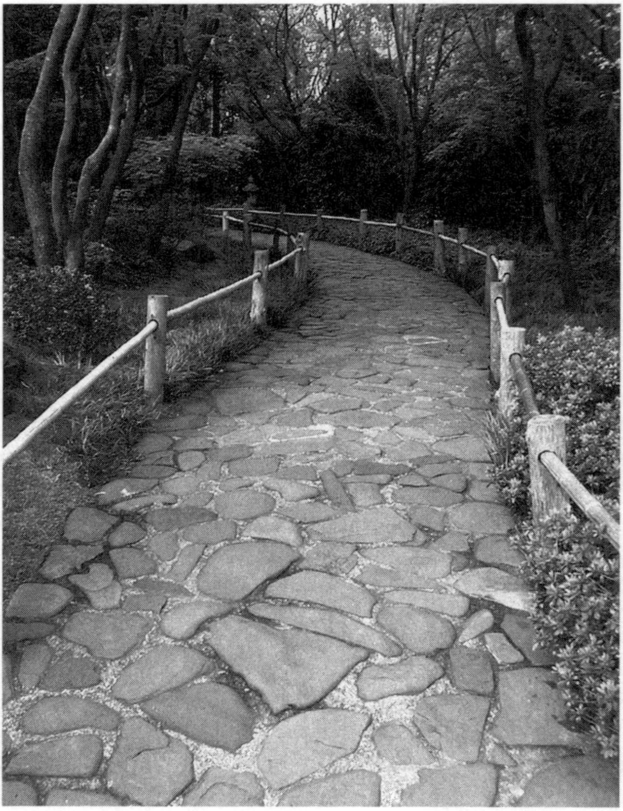

Unsere Aufmerksamkeit wendet sich natürlicherweise kleinen Geräuschen und besonderen Bildern zu: dem Dampf, der vom Kessel aufsteigt, dem Rascheln von Vogelflügeln auf dem Dach, der Kalligraphie als solcher, hier der Schönheit der Linie, der Tinte, der Bedeutung, der reinen Form, die dem Augenblick eine besondere Tönung verleiht. Der Geist des Kalligraphen ist im Raum zu spüren. Gefühle der Verbundenheit zu den anderen im Raum werden auf subtile Weise lebendig. Achtsam werden alle Gegenstände für die Teezubereitung geordnet und der Tee selber zubereitet. Wenn die Schale Tee überreicht und hochgehoben wird, beachtet man die Form der sich der Hand anschmiegenden Schale. Der erste Geschmack des smaragdfarbenen Tees!

Den Tee zu trinken ist ein Akt des Schmeckens, ein in alle Elemente auf einmal Aufgenommenwerden: die Gastlichkeit des Gastgebers und anderer, die geholfen haben, das reine Wasser, der fein zermahlene Grüntee, die Schale, die anderen Gäste. Im Auskosten des Tees – seinem Angebotenwerden, seinem In-Empfang-Nehmen – erkennen Gastgeber und Gäste alles, was diesen Augenblick möglich gemacht hat, – sie erkennen auch jene, die nicht anwesend sein können. Es ist ein besonderer Augenblick gelebter Zeit, einer, der noch nie zuvor in dieser Art da war und auch nie wieder sein wird.

Wir sitzen ruhig beisammen, geerdet auf den Tatami-Matten, völlig präsent. Später verläßt man den Teeraum wieder und durchquert erneut den Garten.

In früheren Zeiten haben diejenigen, die den Tee-Weg übten, Wege gefunden, jedem Augenblick des Lebens und Sterbens den Geist des Tees einzuflößen. Das Höchste ist die große Rücksichtnahme anderen gegenüber, der individuellen Person gegenüber und Personen, die in Einklang zusammensitzen. Eine respektvolle Würdigung jeder Zeit des Jahres und aller Gaben, die die Lebewesen auf ihren Lebensweg mitbringen. Das Geschenk der Kamelien im Winter, erblühende Zweige im Frühling, Wildblumen im Sommer, die sieben Gräser des Herbstes.

Eine Schale Tee

Ich beginne jeden Tag mit dem Aufschlagen einer Schale Tee. Es ist nicht einfach eine Angewohnheit oder einfach nur ein sich an einem neuen Tag erfreuen. Indem ich die Schale in meinen Händen halte, sie der ganzen Welt entgegenstrecke, merke ich, wie ich in dieser Geste meine Dankbarkeit ausdrücke, zu dieser Welt dazuzugehören. Eine Schale Tee ohne jegliche förmliche Zeremonie zuzubereiten, ist nicht weniger sorgfältig, als eine Schale Tee in einer förmlichen Art und Weise im Teeraum zuzubereiten.

Der Morgen kommt wieder! Wasser wird in einem einfachen Kessel auf dem Herd zum Sieden gebracht. Ich reinige eine Teeschale, – diejenige, die meine Frau und ich vor langer Zeit in Taos, Neu-Mexico, gekauft habe. Ich gebe vorsichtig mehrere Löffel zermahlenen Grüntees in die Schale, gebe etwas Wasser hinzu und schlage es auf. Kniend sitze ich nach außen gerichtet einem Stein-Buddha im Hofgarten jenseits der Glastüre gegenüber, der gleichen Figur, die in ruhiger Gelassenheit durch alle Zeiten und Elemente hindurch nach innen schauend sitzt. Ich bringe meine Schale Tee allen Lebewesen dar. Ich reiche sie unmittelbar meiner Frau, wenn sie schon wach ist, oder Leuten, an die ich denke: meiner Tochter, die weit weg wohnt, meinem Sohn, der in seinem Zimmer noch schläft, meinen Patienten, – und denjenigen meiner geliebten Familie und Freunde, die gestorben sind. Ich koste den Geschmack des Tees aus. Ich schaue in die Augen des Stein-Buddhas; seine Augen sind nirgendwo. Überall.

Wer kann schon sagen, was genau am Tee-Weg eine andere Person berührt? Kürzlich kamen einige Hochschul-Studenten, um unseren Teeraum in San Francisco zu besuchen. Nach dem Tee-Trinken, dem Gespräch über das Wandbild und die achtsame Handhabung des Tee-Gefäßes und der Schöpfkelle, fragten wir die jungen Leute, was ihre Aufmerksamkeit während der Tee-Zeremonie in Anspruch genommen hat. Einer sagte: «Das Falten des Seidentuches.» Ein anderer meinte: «Der Duft des Räucherwerks im Raum.» Ein dritter erwiderte: «Das Geräusch des Dampfes, der aus dem Kessel herauskommt.» Ein junger Mann mochte die Metalleinlagen in der Tür. Ein Mädchen mochte den Klang der Füße auf den Tatami-Matten. Ein paar mochten sogar den Geschmack des Tees, so grün, so neu.

Im Teeraum versuche ich zu erspüren, was helfen könnte, daß sich die Leute noch wohler fühlen. Es weitet den Horizont, wenn man sich den kleinen Details zuwendet, sowohl in der Tee-Praxis als auch bei der Sorge für sich und andere. Immer wenn wir uns um die Belange anderer kümmern, dann ist es unsere Aufmerksamkeit gegenüber kleinen Details, gegenüber Behaglichkeit schaffenden Handlungen, die den Horizont unserer Menschlichkeit erweitern. Für die kleinen Details der Lebensumstände eines Menschen zu sorgen, kann dazu beitragen, eine heilende Umgebung zu schaffen. Vielleicht ist das Morgenlicht für die empfindlichen Augen des Kranken zu hell, obwohl es den Pflegenden wieder aufrichten mag. Oder aber das Waschwasser müßte geleert werden. Frisches Wasser könnte bereitgestellt werden, oder man bemüht sich, daß der Kranke seinen Nachttisch besser erreichen kann. Oder daß die Stimme eines Enkelkindes am Telefon besser zu hören ist. Manchmal ist die beste Medizin unsere bloße Anwesenheit. Ganz einfach ruhig beieinander sitzend, uns kümmernd, singend, leisten wir Gesellschaft – und wir begleiten. Unser Atem begleitet den anderen. Unsere Herzen teilen sich den Platz zum Schlagen. Das hier wirksame Erspüren ist von tiefer persönlicher Art. Oftmals wortlos, findet es seinen Weg durch das alltägliche Bewußtsein hindurch und steht auf einmal vor unseren Augen.

Und das Herz, schnörkellos,
Wird von solchen kleinen Dingen getröstet:
Eine Tasse grünen Tees errettet uns, wird tief und breit,
Ein See.

Jane Hirshfield

Und so gelingt es mir manchmal damit aufzuhören, allem angestrengt nachzuspüren. Laß diesem Erfühlen seinen eigenen Raum, vertraue der Weisheit des Augenblicks.

In diesem Sinne haben die Tee-Praxis, die Medizin und die Sorge für andere vieles gemeinsam. Alle versuchen im Dienen eine Geisteshaltung der Präzision, der vollkommenen Sorgfalt, der Ernsthaftigkeit und des tiefen Empfindungsvermögens hervorzubringen. Auf diese Weise wird der Tee sehr gut werden und wird sein Bestes offenbaren. Er wird erfrischend und kräftig schmecken.

Elizabeth Kübler-Ross schrieb in ihren Memoiren: «Jedes Problem, dem ich begegne, ist ein Geschenk.»

Auch während der Tee-Praxis wird manchmal die Gewohnheit des Bekannten und des Wünschenswerten von widrigen Ereignissen durchkreuzt. Als ich einmal die Schöpfkelle für den Tee gesäubert und sie vorbereitet hatte, um den Tee in die Schale zu füllen, glitt sie mir aus den Händen! Sofort hob ich sie von der Tatami-Matte wieder auf und reinigte sie erneut. Die Tee-Zeremonie wurde von da an wieder aufgenommen, wo sie unterbrochen worden war. Wenn ich ein Gast bin und so etwas passiert ist, fühle ich mich durch die Rücksicht des Gastgebers auf diese neu und unerwartete Situation geehrt. Auf der einen Seite ist das natürlich unnötig, denn die Tatami-Matten sind sorgsam gereinigt, ursprünglich. Andererseits trägt dieser Akt der Rücksichtnahme das sich in uns allen entfaltende Gefühl der Frische und Reinheit den ganzen Weg über weiter. Im Umgang mit anderen offenbart sich der Charakter unseres Herzens daran, wie wir mit unseren Fehlern umgehen.

Auch Krankheiten durchkreuzen unsere Pläne im Leben. Finale Krankheiten können Zeiten starker Schmerzen und Leiden, unerwarteter Rückschläge, sogar traumatischer Ereignisse sein. Sterben ist nicht immer strahlend oder wird als erlösende Befreiung freudig erwartet. Für viele ist es schmerzlich, dieses wunderbare Leben und die geliebten und geschätzten Menschen zu verlassen oder angefangene Projekte nicht zu Ende bringen zu können. Sie möchten weiterhin zur dieser lebendigen Gegenwart gehören und die Faszination dessen spüren, was noch vor einem liegt.

Eine Frau sagte mir bitter: «Ich bin nicht gerade begeistert, daß ich sterben muß.» Wer wird jemals den Aufschrei von Dylan Thomas vergessen: «Geh nicht so ruhig in diese Gute Nacht hinein. Aber wüte, wüte gegen das Sterben des Lichtes.»

Ein Freund erinnerte sich Mary Olivers poetischen Rufes «Mache aus dir selber eine Leuchte». Wenn Gastgeber und Gäste miteinander harmonisieren, wird der Tee-Raum zur Leuchte, ein Zentrum, das erhellt. Die räumliche Welt des Tee-Raumes – Reispapier, Holz, gewobenes Ried, ähnlich wie die Teeschale selber – enthält Leere. Das Leben des Augenblickes strömt in die Leere des Lichtes und der Dunkelheit, der Luft und des Geruchs hinein. Der Raum ist erfüllt von dem atmenden, pulsierenden Zusammentreffen natürlicher Wesen, erschaffener Formen und bedeutungsvoller Wechselspiele. Das Herz des Lebens schlägt wieder schneller.

Woher kommt das alles? Wie können wir selbst, unsere Tee-Räume, unsere Hospize zu Leuchten werden? Wo finden wir die Baupläne zur Harmonie?

Einer meiner Patienten, der schon seit langem leidend und mutlos war, sagte mir einmal, daß er das neue Buch des Dalai Lama, «Die Kunst des Glücklichseins», gelesen habe. Er sagte: «Du mußt mich zu einer warmen Person machen.» Mit dieser Bitte wollte er wohl sagen: «Hilf mir, die Wärme in mir zu finden und sie mit anderen zu teilen.»

Die Samen sind in uns und in unserem Leben. Wir müssen sie nur kultivieren und pflegen.

Harmonie im Tee-Raum wird genährt durch den Respekt gegenüber den Jahreszeiten, allen Wesen, die zusammengekommen sind, und den besonderen Utensilien, die für diese Gelegenheit ausgesucht worden sind. Der Augenblick wird bestimmt durch ihre harmonische Verbindung im Erlebnis des Anbietens und des Annehmens des geschlagenen Grüntees. Ein einmaliger Augenblick, der noch nie vorher dagewesen ist und auch nie wieder sein wird.

Manchmal wird unser Leben tatsächlich zur Leuchte für andere und für das Leben selbst. Manchmal kann es jedoch auch zu einer Quelle des Dunklen werden, die noch mehr Kummer, Unwissenheit und Leere verbreitet.

Die Vorfahren der modernen Tee-Zeremonie strebten ein Leben in Harmonie mit dem an, was sie durch den Tee-Weg repräsentiert sahen. Obwohl sie vielfältige Formen der Teezubereitung, einzigartige architektonische Strukturen, herrliche Schriftrollen, Keramik-Geschirr und gußeiserne Kessel entwickelt haben, so war es doch vor allem der Geist des Tees, den sie erhalten haben. Dieser Geist schafft die Gelegenheiten für ein tieferes Gewahrwerden des Lebens und für eine höhere Stufe des Miteinander-verbunden-Seins. Er zeigt uns den Weg zu einer Ebene der Friedfertigkeit und der Fähigkeit, mit anderen Frieden zu schließen. Er ist eine Quelle der Schönheit, Behaglichkeit und der Freude. Unsere Vorfahren haben verstanden, daß der Tee Raum für das Herz schafft.

Der berühmte Haiku-Dichter Basho schrieb einmal: «Folge nicht den Fußstapfen der Vorfahren, aber suche nach dem, was sie suchten.»

Ich bin Sen Soshitsu XV zutiefst dankbar für seine profunde Leitung der Urasenke-Teeschule. Ich möchte meinen geliebten Lehrern Christy Bartlett Sensei, Michael Kane, Larry Tiscornia, Kimika Takechi, Alan Palmer, Scott McDougall, Stewart Lenox und meinen Mit-Übenden in der Urasenke-Tee-Schule San Francisco meine Hochachtung aussprechen.

Randall Weingarten

Eine Schale Tee in den Händen

Arndt Büssing

Und was habe ich in den vielen Jahren der Übung
auf dem Teeweg gelernt?
Immer mehr gelingt es mir, die wirklich
wesentlichen Dinge im Leben
bewußt wahrzunehmen und zu erkennen ...

Ulrich Haas

Wer dem Geist des Tee-Weges (*Chado*) folgt, wird feststellen, daß dieser zu größerer Achtsamkeit, Gelassenheit und innerem Frieden führt. Der japanischen Teemeister Sen no Rikyu (1522–1591) sah diesen Geist durch vier wesentliche Haltungen ausgedrückt: *Wa – Kei – Sei – Jaku*.

Wa bezeichnet die Harmonie des Menschen mit sich und der Natur. Beim achtsamen Teetrinken wird nichts ausgelassen, die Natur im Wechsel der Jahreszeiten fließt mit ein, alles hat seine Bedeutung und Berechtigung. *Kei* bedeutet Hochachtung und Ehrfurcht. Wer achtsam Tee trinkt, wird sensibler im Umgang mit sich und anderen, es stellt sich das natürliche Gefühl der Dankbarkeit ein. *Sei* bedeutet Reinheit und Ordnung. Wer mit Achtsamkeit das Teetrinken vorbereitet, den Tisch, die Schale, den Raum, der findet auch wieder zurück zur natürlichen Klarheit seiner selbst. *Jaku* bedeutet Stille. Wer diesen Geisteshaltungen folgt, findet zur inneren Ruhe und Gelassenheit.

Aber nicht jeder hat die Gelegenheit, an einer formellen Tee-Zeremonie als Gast teilzunehmen oder sie gar selber durchzuführen. Doch so wie Zazen nicht nur auf das Sitzen zu einer bestimmten Zeit und in einem bestimmten Umfeld festgelegt ist, so ist auch das achtsame Tee-Trinken nicht an besondere Örtlichkeiten oder Umstände gebunden.

Ein Schüler Sen Rikyus fragte einmal, was das Wichtigste wäre, das man verstehen und bei einer Tee-Zusammenkunft beachten müsse. Rikyu antwortete: «Bereite eine köstliche Schale Tee zu, lege Holzkohle zum Erhitzen des Wasserkessels auf, arrangiere die Blumen so, wie sie auf der Wiese zu finden sind, denke im Sommer daran, den Gästen ein Gefühl der Frische und im Winter ein Gefühl der Wärme zu verschaffen, bereite alles gründlich vor, stelle dich auf Regen ein und handle mit größter Rücksichtnahme denen gegenüber, die mit dir zusammen sind.»

Jeder kann den Geist des Tee-Weges in sich entdecken. Jeder kann Tee trinken und sich die Atmosphäre schaffen, die für ihn richtig ist.

Wenn Sie das Gefühl haben, nun sei eine gute Zeit, sich entspannt hinzusetzen und eine Tasse Tee zu trinken, dann beginnen Sie vielleicht damit, den Tisch herzurichten, eine Blume oder einen Zweig in eine Vase zu stellen, eine Schale für den Tee auszusuchen, – und vielleicht legen Sie auch einen schönen Stein dazu. Lassen Sie sich hierzu Zeit, schenken Sie jeder Bewegung Ihre ganze Aufmerksamkeit. Öffnen Sie das Fenster und lassen Sie den Wind kurz durch das Zimmer ziehen. Setzen Sie sich hin, atmen ein und aus und schauen sich Ihre Vorbereitung an. Vielleicht freuen Sie sich ja jetzt schon auf die Zubereitung des Tees. Genießen Sie diesen Moment, der nur Ihnen gehört.

Füllen Sie nun das Wasser für den Tee in einen Kessel und lassen es aufkochen. Sie sehen, wie das Wasser sprudelt und als Dampf aufsteigt. Suchen Sie sich nun den Tee aus, der Ihnen zusagt. Vielleicht einen grünen Tee? Schauen Sie sich die getrockneten Blätter genau an. Können Sie die ursprüngliche Form noch erahnen? Dieser Tee hat einen langen Weg hinter sich. So viel Mühe verbirgt sich hinter den unscheinbaren Stückchen. Dank an die Teepflückerin, dank an die Pflanzer, die es mit ihrer Arbeit ermöglicht haben, daß

Sie diesen Tee in Händen halten können. Dank an die Regenwolken.

Füllen Sie nun den Tee in ein Sieb und stellen Sie dieses in eine größere Teeschale. Gießen Sie langsam das etwas abgekühlte Wasser darüber. Nehmen Sie sich die Zeit, zuzuschauen, wie sich das Wasser goldgelb färbt. Riechen Sie den aufsteigenden süßlich milden Duft. Setzen Sie sich mit Ihrer Teeschale an den Tisch und genießen Sie diesen Augenblick. Auch er gehört ganz Ihnen.

Nach einiger Zeit können Sie die Tee-Schale hochnehmen, achtsam mit beiden Händen. Schauen Sie sich den goldgelben Tee in der Schale an, riechen Sie noch einmal seinen wiesigen Duft. Sie sind nun ganz in diesem Augenblick, alles ist vollständig da. Nehmen Sie einen kleinen Schluck: – schmecken Sie dem Tee nach. Stellen Sie die Schale wieder vorsichtig auf den Tisch zurück. Spüren Sie der Wärme des Tees nach, die sich in Ihnen ausbreitet. Nehmen Sie alles wahr, so wie es ist. Die Blume in der Vase, die Schale, den warmen Tee, die Umgebung. Finden Sie Ihren eigenen Rhythmus beim Trinken. Mit Körper und Geist ganz in diesem Augenblick.

In meinen Händen halte ich eine Schale Tee.
Seine grüne Farbe ist ein Spiegel der Natur, die uns umgibt.
Ich schließe meine Augen,
und tief in mir finde ich die grünen Berge
und das klare Wasser der Quellen.
Ich sitze allein, werde still und fühle,
wie all dies ein Teil von mir wird.

Soshitsu Sen

Ich bitte um kostenlose Zusendung Ihres **aktuellen Gesamtverzeichnisses.**

Ich erbitte auch in den nächsten Jahren die **regelmäßige Zusendung** Ihres Verlagskatalogs.

Ich interessiere mich für:

- Kunst- und Kulturgeschichte
- Zeit- und Lebensfragen
- Medizin
- Psychologie
- Pädagogik
- Belletristik
- Kinder- und Jugendbücher

Diese Karte entnahm ich dem Buch:

Haben Sie dieses Buch

- gekauft
- geschenkt bekommen?

Was war für Ihre Kaufentscheidung ausschlaggebend?
(Mehrfachnennungen möglich)

- Beratung in der Buchhandlung
- Präsentation des Titels in der Buchhandlung
- Prospekte / Verzeichnisse
- Rezensionen / Bücherlisten
- Empfehlung durch Freunde und Bekannte
- Umschlag / Ausstattung
- Themen
- Werbung / Anzeigen, und zwar in:

Ihre Altersgruppe?

- bis 30 Jahre
- 30-45 Jahre
- 45-60 Jahre
- über 60 Jahre

Nichts zu sagen, nichts.
Augenblick um Augenblick –
mitten im Leben

Arndt Büssing

Die Praxis des Da-Seins

Joan Halifax

Einführung

Völlig in einer Krankheit in einer betrachtenden Haltung aufzugehen, ist einfach die Praxis der Aufmerksamkeit, der Annahme und der Präsenz, des Da-Seins. Oberflächlich gesehen scheint das nichts Besonderes zu sein. Mit dieser Praxis entwickeln wir aber eine Offenheit allen Situationen gegenüber, wie sie eben sind. Wir lernen, mit Personen und Erlebnissen ohne jegliche Strategie oder Manipulation umzugehen. Ganz gleich, welcher Art von Tätigkeiten wir nachgehen, unsere Haltung der Offenheit und des Nicht-Ausschließens ist als Grundlage für unseren Umgang mit Krankheit ganz wesentlich, ob als Pflegende oder als Kranke selber.

Im Kranksein können wir alles so vollständig erleben, wie es nur geht. Dabei ziehen wir uns nicht aus der Lebendigkeit jeglicher Erfahrung zurück. Wenn man sich in dieser Art dem Leben, dem Kranksein und dem Sterben öffnet, wird eine ungeheure Energie freigesetzt. Wir verschwenden immer viel zu viel Energie darauf, daß wir uns selbst verteidigen. Obwohl es beängstigend sein kann, sich dem Leben gegenüber derart bloßzustellen, so öffnen wir uns doch einer (neuen) Art zu leben und zu empfinden, wenn wir unsere alten Standpunkte verlassen und Nicht-Wissen praktizieren. Wir lassen auch das Gefühl der Angst zu, sind dafür offen und können es durch unser Bewußtsein umwandeln. So durchbrechen wir die Gewohnheitsmuster, die unser Leben bisher eingeengt haben.

Derart offen zu sein, geschieht in bescheidener Einfachheit und Unmittelbarkeit. Das heißt, daß wir unverkrampft sind und keinen Konzepten oder einer Haltung des abwartenden Beobachtens folgen sollten, um uns auf diese Weise absondern und vor der Welt verstecken zu können. In einem Haiku von «Verrückte Wolke» heißt es, daß diese Praxis der Offenheit vom «Wegschmelzen des Du deines Gesichtes wie eine Kerze» handelt.

Mit dieser Praxis schmelzen auch aller Ehrgeiz, alle Leidenschaft und jegliches Streben wie eine Kerze hinweg. Wir leben allein mit dem uns leitenden Kontinuum der Spontaneität. Das Universum ist dann völlig frei von allen Hindernissen, und wir fühlen, daß alles miteinander in Beziehung steht.

Von dieser Erfahrung ausgehend, gibt es nichts, was fehlt, nichts, wo man hin müßte, nichts, was zu tun wäre, nichts zusätzlich. Jeder Moment ist einzigartig, und jede Sache ist einzigartig, alles steht in Wechselwirkung mit dem kontinuierlichen Muster der Veränderung und des Miteinander-verbunden-Seins. Das ist das alltägliche Leben. Ich nenne es auch «Keine Große Sache-Dharma», weil es nichts Besonderes zu begreifen gibt, keine transzendente Wirklichkeit zu erlangen wäre, nichts, was sich außerhalb von dem befindet, was sich in jedem Moment neu ergibt. Erleuchtung findet nicht außerhalb unseres täglichen Lebens statt – und ist auch nichts Besonderes.

Mit dieser Art des offenen und umfassenden Bewußtseins sind wir vollkommen, und auch dieser Moment ist vollkommen.

Von diesem Standpunkt aus gesehen ist die kontemplative Praxis etwas Kontinuierliches und nicht irgend etwas Spezielles, das nur einer besonderen Zeit oder einem Ort vorbehalten wäre, oder das einen besonderen Bewußtseinszustand hervorrufen würde. Diese Praxis ist eine völlig natürliche Aktivität. Wir leben in dieser nach vorn gerichteten Art und Weise in einem offenen, nicht korrigierten Bewußtseinszustand. Wir gehen daher mit den Dingen so um, wie sie eben sind. Es ist einfach nur Sitzen in Offenheit, alles annehmend, was auftaucht, völlig präsent, entspannt und ohne Anstrengung.

Wenn wir Da-Sein praktizieren, tun wir das, ohne irgend etwas zu erzwingen. Wenn irgendeine Art des Selbstbewußtseins oder ein Wollen auftaucht, dann halte inne, entspanne dich und ruhe dich für eine Weile aus. Laß dich auch nicht von ungewöhnlichen Bewußtseinserfahrungen beeinflussen. Nimm sie einfach zur Kenntnis, entspanne dich und laß alle Störungen weiterziehen.

Shunryu Suzuki Roshi lehrte seine Schüler den «Anfänger-Geist». Diese Art des Bewußtseins ähnelt einem Kind, das ein Gemälde oder die Wellen des Meeres anschaut: eine einfache, vorwärts gerichtete Offenheit und Frische. Diese Art des Bewußtsein ist wie die Wolken am Himmel, wie fließendes Wasser, eine leichte Brise, – nichts kann sie behindern.

In der folgenden Übung wenden wir uns einigen Grundwahrheiten zu, die man begreift, wenn man die Wirklichkeit direkt anschaut und Da-Sein praktiziert. Wir nehmen Zuflucht zu der erwachten Natur aller Dinge, dem Ozean der Weisheit und dem Mitleid und zu der gegenseitigen Abhängigkeit alles Erschaffenen. Außerdem widmen wir uns wieder der Befreiung anderer von ihrem Leiden. Und dann entspannen wir uns in Offenheit und Annahme.

Die Übung

Lasse deinen Körper sich hinlegen und lenke deine Achtsamkeit auf deinen Atem. Entspanne dich und mache dir das Fließen der Gedanken, der Gefühle und Empfindungen bewußt, ohne daß du dich mit ihnen beschäftigen müßtest. Und wieder: lenke deine Aufmerksamkeit sanft auf deinen Atem, so daß du ruhiger werden kannst. Versuche das so mühelos zu machen, wie es dir nur möglich ist, ohne jeglichen Zwang. Einfach nur die Aufmerksamkeit auf den Atem richten. Entspanne dich und mache mit dieser Übung eine Zeitlang weiter.

Ganz bei deinem Atem, mache dir bewußt, wie kostbar dieses menschliche Leben ist. Während dieses Lebens bist du auf so vieles gestoßen, das hilfreich war, einschließlich deiner wunderbaren Lehrer wie auch auf die Möglichkeit, ein spirituelles Leben zu führen, und auf Lehren, die dich inspirieren und leiten können. Dir ist von so vielen Menschen geholfen worden und du hattest das Glück und die Freude, anderen helfen zu können. Obwohl du vielleicht jetzt gerade leidest, so hattest du dennoch so viele Momente in deinem Leben, die gut waren. Gerade durch diese Erinnerung kannst du die Kostbarkeit deines Lebens schätzen, – und all das, was dir vielleicht noch gelingen wird, und auch, wie es dir gelingen könnte, anderen zu helfen.

Betrachte nun die Wahrheit der Unbeständigkeit. Schaue auf deinen Geist. Jeder Gedanke oder jedes Gefühl, die dir einmal gekommen sind, haben sich in der einen oder anderen Weise verändert. Und jetzt betrachte deinen Körper. Er ist in dauernder Veränderung – und eines Tages wird er vergehen. Denke über den Buddha nach, über Christus und Mohammed. All die großen Lehrer der Vergangenheit sind gestorben. Mache dir ganz genau klar, daß sich alles in der Welt der Dinge verändert und eines Tages, früher oder später, aufhört zu existieren. Erinnere dich der Wahrheit der Unbeständigkeit.

Bitte betrachte die Wahrheit von Ursache und Wirkung. Du selbst bist das Ergebnis einer endlosen Kette von Ursachen und Wirkungen. Nun betrachte die endlose Kette der Vorfahren, die weit in die Zeit zurück reicht. Vor deinen menschlichen Vorfahren gab es tierische und pflanzliche Vorfahren. Und vor den Vorfahren der Menschenaffen und der Blaualgen gab es die Elemente. Diese Kette der Ursachen und Wirkungen ist endlos. Deine Beziehungen sind endlos.

Du bist auch der Erbe deiner Taten in der Vergangenheit. Sie sind wie ein Schatten, der dir überall hin folgt. Auch deine Zukunft wird genau in diesem Augenblick festgelegt. Denke daran, daß Freundlichkeit und Mitleid gute Wirkungen zur Folge haben und daß Aggression und Habgier Leid hervorbringen. Tue alles, was in deinen Möglichkeiten steht, um Leiden zu mildern, sowohl deines als auch das der anderen. Vergegenwärtige dir, daß du dein Leben läutern kannst, indem du anderen Gutes tust und indem du die Leiden, die du dir und anderen zugefügt hast, wiedergutmachst und sie umwandelst in Weisheit. Verstehe die Wahrheit, daß alles seine Auswirkungen hat.

Betrachte nun die Wahrheit des Leidens, sowohl in deinem als auch im Leben der anderen – Geburt, Alter, Krankheit, Tod; daß du Dinge bekommst, die du gar nicht willst; daß du die Dinge, die du brauchst oder gerne hättest, eben nicht bekommst, und daß du das verlierst, was du liebst. Sowohl du als auch alle anderen kennen das Gefühl so genau, daß dieses oder jenes dich glücklich machen und dir letztendlich Frieden bringen könnte. Du hast vielleicht sehr hart für diese Dinge gearbeitet, – vielleicht für eine gute Beziehung, ein schönes Haus, einen guten Job. Dennoch wirst du all diese Dinge früher oder später verlieren; und genau diese von dir so sehr erstrebten Dinge verschaffen dir neues Leid. Betrachte die Wahrheit des Krankseins.

Betrachte die große Wohltat, frei von allem Leiden zu sein. Erwäge genau, wie es wäre, ein Leben ganz ohne Angst zu führen. Versuche zu verstehen, daß todlose Erleuchtung gerade in diesem Moment möglich ist. Kannst du dein eingefahrenes Verständnis von dem, was du als real ansiehst, etwas lockern und dein Leben all dem öffnen, was auch immer auftauchen wird? Kannst du die Illusion der Vergangenheit, Gegenwart und Zukunft durchschauen? Kannst du alle deine Vorstellungen von Stabilität und auch deine festen Bezugspunkte loslassen, dich entspannen und den Dingen gegenüber offen sein, so wie sie eben sind? Kannst du dich gerade in diesem Moment kopfüber in das Leben stürzen und alles annehmen und von ihm lernen? Sogar die Gegenwart rinnt wie Wasser oder Sand durch deine Hände, wenn du versuchst sie festzuhalten. Laß Vertrauen wachsen und das Zaudern ziehen.

Erlaube dir zu entspannen und gestatte es deinem Atem, ruhig einmal den Verstand gründlich auszurümpeln. Lade deinen Körper ein, sich niederzulassen.

Als nächstes bist du aufgefordert, zu drei Gedanken Zuflucht zu nehmen, die dich befreien können. Vertraue dich der erwachten Natur allen Seins an. Erinnere dich, daß die ursprüngliche Natur allen Seins rein und unbefleckt ist und daß jeder die Möglichkeit hat, von Leiden frei zu sein. Verstehe, daß du, und alle anderen auch, die angeborene Weisheit und das Mitleid verwirklichen kannst. Anstatt über deine Schwierigkeiten und die Probleme anderer nachzudenken, vertraue dich dem guten Herzen allen Seins an. Vertraue dich auch der Wirklichkeit an, so wie sie ist. Realisiere deine natürliche Weisheit und dein Mitleid. Und dann vertraue dich der gegenseitigen Abhängigkeit der ganzen Schöpfung an. Wenn du ganz klar siehst, dann erkennst du, daß alle Lebewesen mit dir praktizieren und daß dir alles eine Lehre ist. Denke daran, daß das Herz der Dazugehörigkeit die Grundlage einer Gemeinschaft der Erleuchtung ist, und daß du von allen Lebewesen ursprünglich gar nicht abgetrennt bist.

Entspanne dich und lenke deine Aufmerksamkeit sanft auf deinen Atem. Sei dir deines Einatmens und deines Ausatmens bewußt. Laß deinen Körper zur Ruhe kommen und entspannen.

Gelobe nun, dich von allen Schöpfungen des Verstandes und dieser Welt zu befreien. Gelobe, die Ungebundenheit der Wirklichkeit wahrzunehmen. Gelobe, alle deine Illusionen in Weisheit umzuwandeln. Und gelobe, die Erleuchtung zu verkörpern.

Mit diesen Gedanken und Vorsätzen führe deine Aufmerksamkeit wieder auf deinen Atem zurück. Laß Geist und Körper zur Ruhe kommen.

Nun erlaube dir, die Erfahrung des Sehens zu untersuchen. Frage dich: «Wer ist es, der sieht?» Sind es die Augen, die sehen? Ist es der Verstand, der Geist, der sieht? Ist es das Bewußtsein, das sieht? Wo ist dieses Bewußtsein, das sieht? Der Geist kann nirgends gefunden werden. Dasjenige, was sieht, ist nicht zu finden, ganz gleich, wo wir auch suchen: Das Auge ist nur das *wie* wir sehen, nicht dasjenige, das sieht. Versuche zu verstehen, daß Bewußtsein und Leere untrennbar sind.

Entspanne dich, da du diese offene Achtsamkeit und Präsenz erfährst.

Suche allem gegenüber, was du wahrnimmst, präsent zu sein. Alle Dinge sind Erscheinungen deines Geistes. Der Geist kann mit einem klaren Spiegel verglichen werden, in dem Dinge erscheinen und wieder verschwinden. Die widerspiegelnde Qualität des Geistes, genau wie die eines Spiegels, verändert nichts an der ursprünglichen Natur des Spiegels oder des Verstandes. Der Geist und der Spiegel sind leer und klar. Versuche, diesen ruhigen und klaren Verstand ganz ohne jede Anstrengung zu begreifen.

Erlaube allen auftauchenden Gedanken oder Gefühlen, daß sie wieder ganz von selbst verschwinden, ohne jegliches angestrengtes Wollen. Das Bild des Spiegels vor Augen, lebe in dem inneren Bewußtsein des Spiegels und nicht in den Reflexionen, die nur an der Oberfläche des Spiegels weitergegeben werden.

Verstehe, daß der Geist, so wie er ist, vollkommen und vollständig ist. Vielleicht erkennen wir ja nur nicht, daß dem tatsächlich so ist. Erlaube den Dingen einfach und unmittelbar zu sein. Es gibt da kein «Wo und was ist zu tun?» Praktiziere diese einfache, direkte, reine und alles einschließende Präsenz.

Entspanne dich wieder vollständig mit der auf den Atem gerichteten Aufmerksamkeit. Laß die Erfahrung der Offenheit und der Nicht-Habgier wachsen. Sei ganz bei dieser Offenheit, mit dieser klaren, ruhigen und offenen Weite. Entspanne dich und werde ruhig.

Stell dir vor, du schaust ganz lange in den weit offenen Himmel hinein. Sei ganz gegenwärtig in dieser Offenheit und Weite. Sei ganz in ihr drinnen. Greife nicht gierig nach irgendwelchen Ideen und Gedanken, sondern lasse den Wahrnehmenden ganz in dieser Offenheit aufgehen. Bleibe dabei – so lange, wie du nur kannst.

Beziehe nun deinen Körper in diese Achtsamkeit mit ein. Der Körper ist weit offen, Geist und Raum werden eins: schau lange in diesen Raum hinein, aber giere auf nichts. Laß all deine Gedanken, Gefühle und Empfindungen durch das «Verstandes-Feld» passieren, ohne habgierig zu sein und ohne sie zurückzuweisen oder zu analysieren. Kehre zur Weite und dem Atem zurück. In diese Weite nach Hause kommend, ist jeder Atemzug eine Erlösung. Dieses Ausatmen ist ein Sich-Überlassen, da du in diesem Gefühl der Weite bleibst.

Nun lenke deine Aufmerksam wieder langsam auf deinen ganzen Körper zurück. Fahre fort, genau hinzuschauen, aber bleibe nirgendwo hängen. Halte deinen Blick offen, schlicht, mit einem Bewußtsein der Weite und Einfachheit.

Wenn du stehen möchtest, dann nimm dieses Bewußtsein der Weite mit, wenn du stehst.

In Offenheit und Einfachheit stehe langsam auf, wenn du dazu bereit bist. Bewahre das Gefühl der Weite.

Wenn der Geist anfängt festzuhalten, mach es dir bewußt und kehre einfach wieder zu deinem Atem zurück. Lege deine Achtsamkeit genauso in die Augen hinein, mit einem einfachen Blick, der alles umfaßt und doch nichts erfassen will.

Wenn du soweit bist, dann kannst du jetzt deinen Geist mit

dem Himmel verbinden. Halte auch beim langsamen und achtsamen Gehen das Bewußtseins der Offenheit wach.

Praktiziere das Offen-Sein, Entspannt-Sein und das Präsent-Sein gegenüber allem, wie es eben ist. Erlaube es den Gedanken, daß sie dir durch den Geist ziehen, – genau so wie die Wolken ungehindert am Himmel ziehen. Genieße diesen Bewußtseinszustand der Freiheit.

Wie der tibetische Lehrer Dudjom Rinpoche einmal sagte: «Dieses lebendige Bewußtsein des gegenwärtigen Augenblicks, das alle Gedanken überschreitet [...], ist selber schon das ursprüngliche Bewußtsein, das selbst-entstehende reine Präsenz oder Achtsamkeit ist. Dies ist die unmittelbare Einführung in deine eigene Natur. Welche Phänomene [...] sich auch immer manifestieren, sie alle repräsentieren die Wirksamkeit eines uns allen innewohnenden Bewußtseins. Da es nichts gibt, das hierüber hinausgehen würde, sollte man in diesem Zustand der besonderen und einzigartigen Achtsamkeit weitermachen. Daher sollte man diesen einzigartigen Zustand unmittelbar erkennen: Es existiert nichts anderes als dieses.»

Den Geist und Körper entspannend, erinnere dich daran, daß es nichts außerhalb dieses reinen Bewußtseins gibt. Dann widme dein Herz und deinen Geist ganz der Hilfe anderer, damit auch sie diesen Weg zur Befreiung vom Leiden entdecken.

Das ursprüngliche Angesicht

Arndt Büssing

Ich sah dich, mit Wind und Regen im Gesicht,
Und du dachtest über die Weisheit und Anmut
der Blätter nach.
Wenn die Blätter herabfallen,
Im September, wenn die Blätter herabfallen …

Van Morrison

Bei Ihnen ist eine lebensbedrohende Krankheit festgestellt worden. Ihr Leben ist sicherlich ein anderes geworden. Sie sind nun ein sogenannter Tumorpatient. Niemand hat Sie gefragt, ob es das ist, was sie wollten. Tumorpatient. Das sind *Sie*? Nein.

Tai Shimano besuchte einmal Zen-Meister Shunryu Suzuki (1905–1971): «Wie geht es Dir denn so?» Suzuki antwortete: «Sie haben einen neuen Namen für mich: Krebs!». Shunryu Suzuki hatte Leberkrebs. Er war jetzt «der Leberkrebs». Nicht mehr der Vater, der seinen Sohn vor Wut gepackt und in einen See geworfen hatte, als er bemerkte, daß dieser sich zu spät auf den Schulweg gemacht hatte. Oder der Mensch, der auf die Frage, warum er im Supermarkt immer das alte Brot kaufe, antwortete, daß es ja schließlich auch jemanden geben müsse, der das alte Brot esse.

Wer ist es, der einen Tumor hat? Bin ich und der Tumor eins? Oder ist er etwas Fremdes, das nicht zu mir gehört? Im Zen wird den Übenden manchmal eine tiefgründige Aufgabe gestellt: «Was ist dein ursprüngliches Antlitz, das Antlitz, das du hattest, bevor deine Eltern geboren wurden?» Diese Frage ist ein Koan, das über unsere Person im Kleid ihres gegenwärtigen Körpers hinaus weist. Einem Koan kann man nicht durch logisches Denken beikommen. Trotzdem kann es ein guter Ausgangspunkt für eine Reise in die Zellbiologie sein: Wann hat alles angefangen? Mit der Geburt? War der Tumor schon immer ein Teil von mir?

Ein paar Zellen

Vor vielen Jahren traf eine Samenzelle auf eine Eizelle. Sie sind miteinander verschmolzen und waren der Anstoß, daß viele neue Zellen aus ihnen hervorgingen. Aus eins und eins wird zwei, wird vier, wird acht, wird sechzehn. Die sich so immer wieder auseinander selbst entwickelnden Zellen spezialisierten sich und bildeten Organ-Strukturen, die eine besondere Funktion erfüllen sollten. Ein aus unermeßlich vielen miteinander kommunizierenden und kooperierenden Einzelzellen bestehender Gesamt-Organismus entstand. Arme, Beine, Bauch, Rücken, Po, Kopf, Augen, Ohren, Nase, Mund, Haare, gut versteckte Organe. Alles geht auf zwei Zellen zurück, die ihre biologischen «Lebensprogramme» zusammengelegt haben. Was war vor diesen zwei Zellen? Wo kommen sie her?

Auch Ihr Vater und Ihre Mutter sind, vom biologischen Standpunkt aus gesehen, viele Einzelzellen, die einen funktionierenden Organismus bilden, der lachen, weinen, lieben und Kinder zeugen kann. Was war der «Ausgangspunkt» für das «Ins-Leben-Kommen» Ihrer Eltern? Wieder zwei Zellen von deren Eltern. Und davor?

«Was ist dein ursprüngliches Antlitz, das Antlitz, das du hattest, bevor deine Eltern geboren wurden?» Wo sind Sie in diesem «Stammbaum»? Wo ist die Grenze, die Sie von Ihren Eltern abtrennt? Wo ist der Unterschied zwischen den Zellen Ihres Körpers und den Zellen des Körpers Ihrer Vorfahren und dem Ihrer Kinder? Schauen Sie genau hin. Wo ist die

Grenze? Es ändert sich vielleicht die ausgestaltete Form, die äußere Erscheinung des Körpers, nicht aber «die Zelle», die Sie mit Ihren Vorfahren verbindet und mit Ihren Kindern. So treffen sich «Vergangenes» und «Kommendes» in Ihnen. Hier und Jetzt. Wo ist die Grenze?

Der Tumor ist eine Ansammlung von Zellen, die sich der Regulation des Gesamt-Organismus entzogen haben. Der Körper kann nur funktionieren, wenn Einzelzellen geregelt sterben und ihre Funktion von neuen Zellen übernommen wird. Dauernde Veränderung. Andauerndes Kommen und Gehen. Da ist kein Stillstand.

Der Tumor entzieht sich dieser lebendigen Wandlungsfähigkeit, seine Zellen sind autonom geworden, «setzen sich ab» von der geregelten Kommunikation und Kooperation, nehmen keine «Rücksicht» mehr. Die Tumorzellen machen nicht mehr mit im Spiel des «Kommens und Gehens», bei ihnen überwiegt das «Kommen». Den differenzierten und spezialisierten Zellen des Körpers stehen undifferenzierte Zellen des Tumors gegenüber, denen alle Möglichkeiten der Entwicklung offen zu stehen scheinen. Zwar können Tumorzellen, anders als differenzierte Körperzellen, beinahe jedes Organsystem nachahmen, in ihrer Radikalität sind sie jedoch nicht fähig, eine dauerhafte und geeignete Form und Funktion zu finden, die über den Organismus hinausgeht. Mit dem Tod des physischen Körpers verliert auch der Tumor seine Zukunftsperspektive. Eine Sackgasse.

Hinter den Zellen

Der Tumor ist auf der gleichen Grundlage entstanden wie jeder andere Teil des physischen Körpers auch. Allerdings ist in einzelnen Zellen des Körpers das «Lebensprogramm» durcheinander geraten, – so konnten sie zu Tumorzellen werden.

Diese Veränderungen des genetischen Programmes können sowohl spontan auftreten, als auch Folge äußerer (Bestrahlung, Chemotherapeutika) oder innerer Einflüsse («Tumor-Gene») sein. Es lag also kein böser «Wille» einzelner Zellen vor. Schäden treten immer wieder auf, – werden aber auch umgehend beseitigt. Irgend etwas ist jedoch schief gelaufen. Wer soll da schuld haben? Eine mutierte Einzelzelle? Die Immunabwehr, weil sie geschlafen hat? Oder Ihre Eltern, weil sie es waren, die das genetische Programm mitgaben? Waren sie es wirklich? Oder sind vielmehr deren Eltern verantwortlich? «Was ist dein ursprüngliches Antlitz, das Antlitz, das du hattest, bevor deine Eltern geboren wurden?» Wo ist die Grenze?

Selbstverständlich: Es sind nicht ein paar Zellen, die etwas «wollen», die «denken», die zielgerichtet «entscheiden». Was ist es aber, das sie «antreibt»? Wer hat schuld? Was steht hinter den Einzelzellen? Wer oder was entscheidet, ob sich eine Einzelzelle zu einer Blutzelle entwickelt oder zu einer Muskelzelle wird, ob die Zelle einer «neuen» Zelle Platz machen muß oder noch im Gewebsverband verbleiben darf? Was lenkt und hält den Organismus? Das Ich? Die Seele, der Geist?

Wenn das «Ich» die Zellen lenkt, sollte es möglich sein, über die Ebene des «Ich will» auf den Körper Einfluß zu nehmen. Tatsächlich kennt man mittlerweile viele Einflüsse der Psyche auf das Immunsystem und auf den Stoffwechsel. Auf dem Gebiet der Psycho-Neuro-Immunologie sind in den letzten Jahren aufregende Entdeckungen gemacht worden. Noch ist nicht alles schlüssig zu erklären, aber *daß* Wirkungen des bewußten oder unbewußten «Ichs» auf den Körper möglich sind, wird akzeptiert.

Bei der Entstehung chronischer Erkrankungen wirkt eine Vielzahl von organischen, psychischen und psycho-sozialen Risikofaktoren synergistisch mit, das heißt, diese Risikofaktoren verstärken sich gegenseitig. Nicht *einer* hat schuld, viele Faktoren kommen zusammen. Bestimmte Verhaltensmuster scheinen die Krebsausbreitung günstig beeinflussen zu können. Als wesentlich zur Aufrechterhaltung der Gesundheit wird jede Eigenaktivität des Menschen angesehen, «die in der Lage ist, Bedingungen herzustellen, auf die Bedürfnisbefriedigung, Wohlbefinden, Lebenswille, Sinnerfüllung und inneres Gleichgewicht folgen», legt der Heidelberger Forscher Grossarth-Maticek dar. Von ihm wurde hierzu der Begriff der «Selbstregulation» eingeführt. Der Grad dieser «Selbstregulation» läßt sich unter anderem durch angemessene Ernährung, Bewegung, die Fähigkeit zu erholsamen Schlaf, erfüllende Arbeit und eine gute Partnerbeziehung verbessern.

So haben Menschen, die ein hohes Maß an «Wollen» mitbringen, die ihre Entscheidungen nicht aus der Hand geben und ihr Leben selber gestalten, immer eine bessere Chance, geheilt zu werden – oder zumindest länger und besser zu leben. Wer sich resigniert aus dem Leben herauszieht, sich mit seinem «Schicksal» abfindet, wird immer eine schlechtere Prognose haben. Der aktive Ansatz des «Wollens» in der Behandlung von Patienten mit chronischen Erkrankungen wird insbesondere von O. Carl Simonton verfolgt. Das Abwehrsystem wird mit konkreten Befehlen angesprochen, den Tumor anzugreifen; – oder dem Tumor wird das Weiterleben mies gemacht («Hau ab, keiner will dich hier!»).

Wo aber ist das «wollende Ich», das den Körper lenken soll? Und was ist, wenn der Glaube und das «Wollen» nicht ausreichen, Berge zu versetzen? War dann das kleingläubige «Ich» selber schuld?

Wenn Sie über die Straße gehen wollen, um im gegenüber liegenden Eisladen ein Eis zu bestellen, haben Sie sicherlich schon eine Vorstellung vom Eisessen «im Kopf». Damit diese Vorstellung auch umgesetzt werden kann, befehlen «Sie» einigen Nervenzellen, sie mögen sich doch bitte mit den Muskelzellen in den Beinen auseinandersetzen. Sie kommen in Bewegung. Und wenn Sie dann tatsächlich die Straße überquert haben, das Eis essen und sich freuen, daß auch noch die Sonne scheint, daß das Eis gut schmeckt und Sie sich rundum wohl fühlen, dann können Sie zufrieden sein, dass alles so gut funktioniert hat. Das war Teamwork. Aber «Sie» haben nicht so viel davon mitbekommen, wie alles abgelaufen ist – oder? War es «der Kopf», der das alles bewirkt hat? Ist das «Ich» irgendwo im Kopf versteckt? Warum läßt es sich dort aber nicht finden?

Bodhidharma saß schweigend vor der Wand, als ihn Eka anflehte: «Mein Geist ist in Unruhe. Bitte hilf mir und bringe ihn zur Ruhe!» Bodhidharma antwortete: «Zeige mir deinen Geist, und ich werde ihn beruhigen.» Nach einiger Zeit kam Eka zurück und sagte: «Ich habe nach meinem Geist gesucht, aber ich kann ihn nicht finden.» Bodhidharma antwortete: «So habe ich deinen Geist schon für dich zur Ruhe gebracht.»

Wenn «Geist» und «Ich» nicht zu finden sind, keine greifbare Substanz haben, wie können sie dann in Unruhe sein? Wie können diese «leeren» Begrifflichkeiten dennoch ins physische Leben hineinreichen? Waren es nur ein paar Zellen, die Shunryu Suzukis Sohn ins Wasser geworfen haben? Waren es nur ein paar Zellen, die alte Lebensmittel kauften, weil sie ja sonst niemand essen würde? Was steckt hinter den scheinbar vom «Ich will» beeinflußten Zellen und ihren «Lebensprogrammen», die letztlich nur aus ein paar Eiweißmolekülen, Zuckerstrukturen und Mineralien bestehen?

Die Erbsubstanz (DNA) stellt den «Bauplan» dar, der von der Zelle ausgestaltet wird. Ein ähnlicher Bauplan findet sich in den Zellen eines Hamsters. Nur sieht die Ausgestaltung und die körperliche Erscheinung etwas anders aus. Das ins Körperliche hineinreichende «Wollen» mag unterschiedlich sein, nicht aber die «Bausteine». Die gleichen Bausteine finden sich auch in den Pflanzen. Ist es die Erbsubstanz, die «will»? Wenn Sie «Ihren» Stammbaum zurückverfolgen, wo stehen Sie? Können Sie sich selber sehen? «Was ist dein ursprüngliches Antlitz, das Antlitz, das du hattest, bevor deine Eltern geboren wurden?»

Innen und außen

Es sind also mindestens zwei Ebenen, auf denen wir uns bewegen: die «körperliche Ebene» der kooperierenden Zellstrukturen und die Ebene des selbstbewußten «Ich will». Beide Ebenen beeinflussen sich gegenseitig. Auf der physischen Ebene entwickeln sich «vererbte» Einzelzellen zu einem Gesamt-Organismus in all seinen ausgestalteten Details. Sie können sich aber auch zu einem Tumor entwickeln. Auf der physischen Ebene gibt es kein «stabiles Sein»: Zellen sterben, Zellen werden ersetzt. Kommen und Gehen. Die Zelle verdoppelt ihr «Ausgangsmaterial» und teilt sich auf, verbleibt im Kreislauf des Kommen und Gehens. Die sterbende Zelle wird von Nachbarzellen aufgenommen und verbleibt im «Kreislauf» des Kommen und Gehens. Die Nahrung, die wir aufnehmen, wird Teil unseres Organismus und dient den Zellen als Energieträger und «Baumaterial». Kommen und Gehen. Die Rose erblüht und verwelkt. Die Blätter der Ulme fallen ab und gelangen in den Kreislauf des Kommen und Gehens. Im Laub überwintert der Igel. Der Igel frißt den Wurm. Außen wird Innen. Innen wir Außen.

Auf dieser Ebene ist kein unwandelbares «Ich», das man «haben» kann. Auch die den Körper aufbauenden Zellen haben kein unwandelbares «Selbst», sie sind leer von einem «Selbst». In der Sprache des Zen, im Mahayana-Herzsutra (Skrt. *Maha-Prajna-Paramita-Hridaya-Sutra,* jap. *Maka Hannya Haramita Shingyo*), heißt das: «Form ist Leerheit,

Leerheit ist Form.» Form ist nichts anderes als Leerheit, Leerheit ist nichts anderes als Form. Das, was Form ist, ist Leere, das, was Leere ist, ist Form. Sinneswahrnehmungen, Gedanken, Vorstellungen und Bewußtsein sind ebenfalls leer [ohne eigene Substanz]. Alle Dinge sind durch Leere charakterisiert. Sie werden nicht erzeugt, sie werden nicht vernichtet.»

Nur das «Ich» besteht auf dem «Ich will so bleiben, wie ich bin». Das «Ich» hat es sich bequem gemacht. Das «Ich» ist ausgefüllt mit substanzlosen «Selbst-Ideen». Ich bin hier, der Rest ist draußen. Wir sind getrennt. Die Haut ist meine Abgrenzung zum Außen. Das «Ich» akzeptiert keinen Tumor. Der Tumor ist «draußen». Was tun mit dem «Ich»?

Sitzen im Alltag

Wenn Sie sich vor die weiße Wand setzen – die Beine verschränkt, die Hände vor dem Bauch zusammengelegt und den Blick gesenkt – werden Sie spüren, daß sich der Körper entspannt, zur Ruhe kommt. Je mehr der Körper zu Ruhe kommt, desto mehr Gedanken drängen sich auf: «Hallo, ICH bin es.» Versuchen Sie nicht, sich an die Gedanken zu hängen, die auftauchen werden; lassen Sie sie nach einem kurzen Gruß einfach wieder ziehen. Mit zunehmender Übung kommt Ihr Körper immer leichter zur Ruhe: Die Atmung und der Herzschlag werden langsamer, die Gehirnaktivität nimmt ab, sogar die Blutspiegel der Hirnanhangdrüsen-Hormone sinken ab. Ihr Körper geht in das Schlafstadium I über, – aber Sie sind hellwach und konzentriert. Im Elektroenzephalogramm (EEG), das die «Hirnaktivität» darstellt, würden sich in diesem Stadium neben den sogenannten Alpha-Wellen (8–13 Hz) auch die noch langsameren Theta-Wellen (4–7 Hz) beobachten lassen. Personen, die Erfahrung mit meditativen Techniken haben, können leichter in den sogenannten «Alpha-Zustand», eine Ruhephase der Gehirnaktivität, hineinkommen, ohne daß man jedoch wirklich schläft. Daß man gerade in dieser Phase besonders empfänglich für suggestive Befehle ist, wird insbesondere bei den Entspannungsübungen und Visualisierungs-Techniken genutzt. Im Zen folgt man jedoch einfach nur hellwach dem Atem. Präsent im Hier und Jetzt. Mehr nicht. Absichtsloses Sitzen. Die Gedanken kommen und gehen. Laufen Sie nicht vor der Stille in sich davon. Sie hören, ohne *hin*zuhören, Sie sehen, ohne *hin*zusehen. Sie nehmen wahr, was ist. Es singt eine Amsel. Der Regen tropft auf das Dach. Der Kohlenofen bollert. So ist es. Keine Wertung. Hellwaches Bewußtsein.

Grüne Berge vorn und hinten,
Weiße Wolken Ost und West.
Selbst wenn ich einen Mitwanderer träfe,
Nichts Neues könnte ich ihm sagen.

Daigu Ryokan

Kurz vor dem Schlaf verliert sich das «Ich». Sie werden merken, daß die trennende Haut zwischen «Drinnen» und «Draußen» löchrig wird. Außen wird Innen. Innen wir Außen. Form ist Leerheit, Leerheit ist Form. «Wo bist du nun, du selbstbewußtes Ich?»

Nehmen Sie Ihre «Erfahrungen» aus der Meditation mit ins tägliche Leben. Lassen Sie Ihr ganzes Leben zur Übung werden. Die Praxis des Zazen ist nicht abgetrennt vom Alltags-Leben. Versuchen Sie immer vollständig präsent zu sein, beim Spülen, beim Abtrocknen, beim Putzen, beim Autowaschen, beim Reparieren der Waschmaschine, beim Spielen mit den Kindern, beim Tee-Trinken. Vollständig präsent bei allem, was Sie tun.

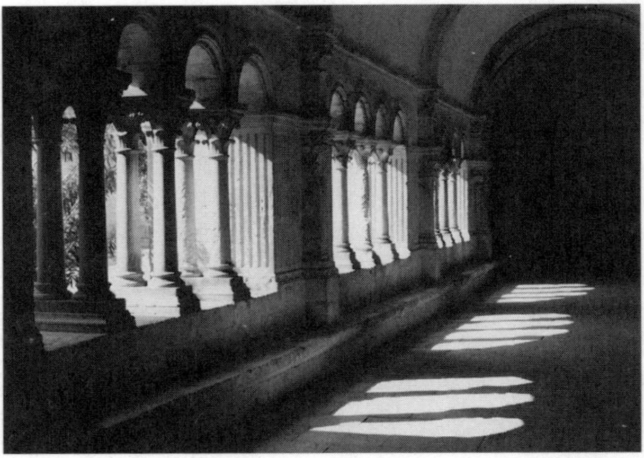

Licht im Dunklen

In der Überlieferung des Alten Testamentes (Exodus 3, 14) tritt Gott dem Menschen im brennenden Dornbusch als Jahwe, als «Ich bin, der *Ich bin da*» entgegen. Buddha Shakymuni nannte sich oft Tathagata, «der so Gekommene». Da gibt es keine Möglichkeit, dies näher zu bezeichnen. Er ist einfach so da, wie er ist. Es gibt kein «Ich will ...». Nichts, was noch nötig, nichts was noch zu erlangen wäre, nichts, was noch fehlt. Was allein zählt, ist das Da-Sein, die ausschließliche und vollständige Präsenz im gegenwärtigen Augenblick. Wenn wir dies erfahren können, ist das wie ein erster Blick durch den Spalt der angelehnten Tür, ein Durchscheinen des Erwachens der Möglichkeit, unsere Wahre Natur zu verwirklichen. Ob mit oder ohne Tumor. Das bin ich. So ist es.

Dieses «Das bin ich, so ist es» darf aber nicht nur eine «Verstandesleistung» sein. Den Tumor zu leugnen wäre genauso, als würden Sie Ihren linken Arm verleugnen. Wenn der Körper krank ist, brauchen Sie Unterstützung – im Buddhismus lautet das erste Gelöbnis eines Bodhisattvas: «Zahllos sind die leidenden Lebewesen, – ich gelobe, sie alle zu erretten.» Das Bodhisattva-Ideal ist in seinem großen Erbarmen allen leidenden Lebewesen gegenüber dem christlichen Ideal tätiger Nächstenliebe verwandt. Und dieser Weg, alle Lebewesen erretten zu wollen, schließt auch Ihre Person mit ein. Nehmen Sie daher jede medizinische Hilfe in Anspruch, die Ihnen weiterhilft. Krankheit ist nicht einfach göttliches Schicksal, in das man sich fügen muß. Aber wo sind die Grenzen zwischen Leiden schaffender Auflehnung und aktivem Angehen?

Im Alten Testament (Genesis 32, 21–32) findet sich hierzu eine schöne Geschichte. Jakob kämpfte die ganze Nacht hindurch mit einem ihm scheinbar unbekannten Mann. Worum es überhaupt geht, was der Anlaß für diesen erbitterten Kampf ist, bleibt unklar. Der Mann gibt sich Jakob nicht zu erkennen, er verweigert ihm den Namen. Er läßt sich nicht festlegen. Als der Morgen graut, wird der Mann unruhig und bittet Jakob, endlich aufzugeben. Doch Jakob besteht darauf: «Erst segne mich.» Sie kämpfen weiter. «Segne mich!» Jakob läßt nicht locker. Da schlägt ihm der Mann auf die Hüfte, und das Gelenk renkt sich aus, – aber seinen Segen kann ihm der Mann nicht verweigern. Später wird Jakob diesen Ort Penuel nennen, «der Ort, an dem ich Gott von Angesicht zu Angesicht sah». Er hat in dem Mann wohl nicht Gott *selbst* gesehen. Er war sicherlich nicht der Gott des Mose, den man nicht ungestraft ansieht und im Leben bleibt. Jakob hat in ihm vielleicht Gott *erkannt.*

Wichtig war Jakob der Segen. Er sagte nicht: «ICH will aber!», sondern nur «Segne mich». Eine nachdrückliche Bitte, die er mit aller Leidenschaft durchzusetzen versuchte. Hierfür hat er alles eingesetzt, ohne sich über die Konsequenzen Gedanken zu machen. Jakob wird Zeit seines Lebens humpeln. Er hätte früher aufgeben können und seine Hüfte wäre heil geblieben. Das ist der Preis für seine Unnachgiebigkeit. Aber das war es Jakob wert. Er hat nicht aufgegeben. Und erst nachdem ihn der Namenlose gesegnet hat, erkennt Jakob den «Ich bin da», vielleicht auch *sein* «Ich bin da» – und er ist mitten im Leben verblieben. Sein altes «Jakob-Ich» wurde ausgelöscht und, so erzählt die Bibel, er ist zu «Israel» geworden, dem Gottes-Streiter, aus dem ein ganzes Volk hervorgehen soll. Da ist kein unabhängiges «Jakob-Selbst» mehr. Jakob ist mit dem Volk, das mit ihm schon da ist, verbunden. Jakob ist aufgegangen in allen Dingen, die da sind und sein werden. Die Trennung zwischen «Ich» und «die anderen» ist aufgehoben. Die Wahre Natur kennt keine Gegensätze. Das ist Gottes Segen.

Zuversicht

Ich schaue zurück
in die Nacht

sie war voller dunkler
Tiere, aber

mich hat ein
Engel angestoßen
und geweckt

da wußte ich:
ich lebe!

Wilhelm Bruners

Diese Leidenschaft und der Mut Jakobs, der eine ganze Nacht hindurch gegen das Namenlose gekämpft hatte, kann ein Vorbild sein. Der Kampf gegen das Namenlose ist vielleicht die Suche nach Heilung, eine lebenslange Suche nach dem Sinn: «Wo bist Du, Gott?» Dieser gibt sich nicht so ohne weiteres zu erkennen. Wer Gott, wer seine Wahre Natur sucht, darf nicht klein beigeben. Er muß sich einsetzen, mit aller Kraft und Ausdauer: «Segne mich!» Um den Weg zu gehen, muß man die Füße gebrauchen, muß mit Herz und Verstand dabei sein. Und niemand weiß, wie die Geschichte ausgeht. Die alten Zen-Meister betonen, daß das Klare Licht, die Wahre Natur, Gott, schon immer da war. Es ist in allem zu finden, in Ihnen, in einem Hamster, einem Hund, dem Wattwurm, dem Usambara-Veilchen. Unsere Wahre Natur muß nicht erst von autorisierten Personen bestätigt oder abgesegnet werden, wie es der Zen-Lehrer Albert Low einmal formulierte. Man muß nicht daran glauben. Und es gibt nichts, was erlangt werden kann. Aber wie findet man dahin, dies tatsächlich zu erfahren? Wie findet man zurück nach Hause?

Ein Mönch fragte Joshu: «Gerade erst bin ich in dieses Kloster eingetreten. Ich ersuche Euch, Meister, gebt mir bitte eine Unterweisung!» Joshu fragte: «Hast Du schon deinen Reisbrei gegessen?» Der Mönch antwortete: «Ja, das habe ich.» Joshu sagte: «Dann wasche deine Essens-Schalen.» Da erwachte der Mönch.

Das Leben findet hier und jetzt statt. Ganz direkt. «Wasche deine Schüsseln.» Warte nicht auf ein Geheimnis, das zu entdecken wäre. Die Tür liegt direkt vor deiner Nase. Du mußt selber hindurchgehen. Mit Leib und Seele bei jedem Schritt. Hier und Jetzt. Die koreanische Zen-Meisterin Dae-Haeng Keun Sunim betont: «Wer glaubt, daß die Wahrheit vom Leben getrennt ist, wird niemals Erleuchtung erfahren. Das Tor zur Befreiung ist in unserem alltäglichen Leben zu finden und nirgendwo sonst.»

Nicht viel, um es dir anzubieten –
nur eine Lotusblüte, schwimmend
In einem kleinen Gefäß mit Wasser.

Daigu Ryokan

Wer warf seinen Sohn vor Wut ins Wasser? Und was ist das ursprüngliche Antlitz?

Lachen und Weinen.
Angst und Mut.
Gesund und krank.
Welche Seite des Mondes
Ist die richtige?

Wer läßt uns leben?

Dae-Haeng Keun Sunim

Wer läßt uns sehen?
Wer läßt uns hören?
Wer läßt uns sprechen?
Wer läßt uns leben?
Richte dich, richte dich tief nach innen!
Wer sich jetzt nach innen richtet, der ist das Wahre Selbst.

Sehen wir wirklich mit unseren Augen?
Hören wir wirklich mit unseren Ohren?
Sprechen wir wirklich mit unserem Mund?
Ist es wirklich unser Körper, der unser Leben bestimmt?
Richte dich, richte dich tief nach innen!
Wer sich jetzt nach innen richtet, der ist das Wahre Selbst.

Wir sind nicht der Besitzer unseres Körpers. Unser Körper ist eine Gemeinschaft unzähliger Zellen und Lebewesen, die dieses Leben teilen. Wenn die Zellen und Lebewesen in unserem Körper krank sind, dann sind auch wir krank, und wenn sie sich in Harmonie befinden, erleben wir inneren Frieden.

All diese Zellen und Lebewesen tragen ein unvorstellbares Maß an Informationen aus vergangener Zeit in sich. In verschiedenen Situationen und zu verschiedenen Zeitpunkten werden diese Informationen in unserem Leben freigesetzt. Man kann dies mit dem Abspielen einer Kassette vergleichen, die nur das wiedergibt, was zuvor gespeichert wurde, und so unser Bewußtsein fesselt und begrenzt.

Jede Krankheit bietet uns eine Chance, über die Begrenzungen unseres Bewußtseins hinauszugehen und in unserem Innersten die unzerstörbare, ewige Wahrheit, unsere Buddha-Natur zu entdecken. Wenn wir unsere Buddha-Natur wahrnehmen, können wir all unsere Körperzellen zur Einheit bringen und harmonisieren. Dann können die Lebewesen in uns gerettet werden, und wir können die Kassette neu bespielen.

Versuchen wir zu verstehen, daß die Lebewesen, die unseren Körper bilden, mit allen Wesen des Universums in untrennbarer Einheit leben als ein Herz, ein Geist und ein Körper in gemeinsamer harmonischer Tätigkeit. Das bedeutet, der Ursprung unseres Körpers ist direkt verbunden mit dem Ursprung des Universums, der Urquelle der Wahrheit.

Wir Menschen entstehen durch die Verbindung von Samen- und Eizelle mit der Buddha-Natur. Die Buddha-Natur ist der Stern, den wir in unserem Inneren tragen. Sie ist unser Wahres Selbst, das uns durch unzählige Leben bis hierher geführt hat. Sie ist die alles hervorbringende, alles durchdringende, unendliche schöpferische Kraft. Deshalb verfügt sie über unbegrenzte Energie und Fähigkeiten. Die Buddha-Natur ist die Wurzel unseres Wesens und unseres Daseins. Sie ist die Urquelle der Wahrheit, aus der alle Dinge hervorgehen, und zu der alle Dinge zurückkehren.

Die Lebewesen, die unseren Körper bilden, leben in den verschiedenen Organen unseres Körpers und erfüllen dort ihre jeweiligen Aufgaben. Die Lebewesen, die im Magen leben, kümmern sich um die Aufgaben des Magens, diejenigen, die in der Leber leben, erfüllen die Aufgaben der Leber. Um all diese Lebewesen in Harmonie zu vereinen, müssen wir sie voller Liebe in unserem Herzen umarmen. Selbst unsere Krankheit gehört zur Buddha-Natur und kommt von ihr. Deshalb kennt die Buddha-Natur sowohl die Ursache unserer Krankheit als auch ihre Therapie.

Die Buddha-Natur ist eine allgegenwärtige Energie, die wie ein unermeßlich großes Netz das ganze Universum erfüllt. Wie die Erde durch die Atmosphäre geschützt wird, so beschützt diese Energie jegliches Dasein. Alle Menschen, alle Lebewesen sind in dieser Schutzkraft geborgen. Sie verbindet alles Leben und betrachtet alle Lebensvorgänge. Wenn diese schützende Energie durch Mutation oder durch eine andere Krankheitsursache in ihrer harmonischen Einheit gestört wird, beginnen die Körperzellen miteinander zu kämpfen. Dann werden wir krank.

Suche deshalb die Buddha-Natur nicht außerhalb von dir! Die Urquelle der Wahrheit liegt in uns. In ihr gibt es weder schwarz noch weiß, weder Krankheit noch Gesundheit, in ihr ist alles eins. Die Urquelle der Wahrheit enthält das ganze Universum. In ihr vereinigen sich die materielle und die geistige Welt. Alle Dinge kommen von ihr, und alles kehrt zu ihr zurück. In der Urquelle wird alles eins, und was eins ist, wird Alles und Nichts. Selbst die absolute Leerheit verschwindet an diesem Ort. Unser kleines Ich mit all seinen Sorgen und Ängsten, alle Ursachen für Krankheit und Leiden verschwinden an diesem Ort wie Schneeflocken, die auf einen heißen Ofen fallen.

Jeder Mensch kann zu seiner Buddha-Natur zurückkehren. Durch tiefen Glauben an unseren inneren Stern, unsere Wurzel, das Wahre Selbst, können wir alle den Ursprungsort der Wahrheit erreichen.

Die unbegrenzte Energie der Buddha-Natur kann nur in dem Maße wirksam werden, in dem wir ihr unser Vertrauen schenken. Solange wir unsere Rettung in anderen Menschen, schönen Worten oder materiellen Dingen suchen, kann sich die heilende Kraft unseres Wahren Selbst nicht vollständig entfalten.[2] Versuchen wir uns mit aller Liebe unseres Herzens

---

[2] Mit diesen Worten soll nicht ausgedrückt werden, daß wir keine medizinische Hilfe in Anspruch nehmen sollen, wenn wir krank sind. Entscheidend ist aber, daß wir unsere Krankheit vertrauensvoll an unser Wahres Selbst loslassen. Dann können wir erfahren, daß auch die Medizin und die Ärzte eine Manifestation der Buddha-Natur sind.

ganz anzunehmen. An die Buddha-Natur zu glauben, bedeutet nichts anderes, als sich selbst in liebevoller Achtsamkeit tief wahrzunehmen. So erwächst der Glaube an die Buddha-Natur aus Wahrnehmung, bedingungsloser Liebe und Erkenntnis.

Gönnen wir uns die mächtige Hilfe, die wir in unserem Inneren finden können! «Wahres Selbst, du weißt, warum ich krank bin, und du weißt ganz genau, wie ich geheilt werden kann!» Wenn wir uns wie ein Kleinkind, das seiner Mutter folgt, in tiefem Vertrauen und bedingungsloser Hingabe immer tiefer nach innen wenden, wird sich die Energie aus dem Ursprung unwillkürlich mit all unseren Körperzellen verbinden. Freiwillig können unsere Körperzellen dann neue, positive Informationen aufnehmen.

Denke immer daran: Alles ist eins! Krankheit kann uns nur etwas anhaben, wenn wir sie als etwas von uns Getrenntes ansehen. Der Ursprung unserer Krankheit ist nicht verschieden von unserem Ursprung.

Unsere Lebenskraft kann sich unbegrenzt in den verschiedensten Formen manifestieren. So gibt uns unsere Buddha-Natur eigentlich alles, was wir zum Leben brauchen. Wenn wir krank sind, kann sie beispielsweise als Arzt oder als ein Bodhisattva der Medizin in Erscheinung treten. Wenn wir fest daran glauben, daß das Wahre Selbst uns führt und daß alles eins ist, werden alle Leben in uns gerettet.

Glaube deshalb fest an dein Wahres Selbst und vertraue ihm alles an! Die Heilung beginnt mit dem Glauben an unseren Ursprung, unser Wahres Selbst. Mit diesem einen Gedanken können wir unsere Angst und Verzweiflung, unseren Zorn, unsere Ohnmacht und Schuldgefühle in Vertrauen, Liebe und Mitgefühl verwandeln und alle in uns gespeicherten Krankheitsursachen in den Fluß der Wahrheit zurückkehren lassen. Durch den tiefen Glauben an unsere Buddha-Natur offenbart sich das Wesen unserer Krankheit als eine mächtige Erinnerung, zu unserer wahren Heimat zurückzukehren.

Speichere neu ein! Dadurch wird alles Unheilvolle, was bereits in dir gespeichert ist, gelöscht.

Wahres Selbst, nur du kannst mich heilen!
Nur du bist mein wahrer Beschützer!
Richte dich von ganzem Herzen nach innen,
zu jeder Zeit und an jedem Ort!
Richte dich von ganzem Herzen nach innen,
zu jeder Zeit und an jedem Ort!
Richte dich von ganzem Herzen nach innen,
zu jeder Zeit und an jedem Ort!
Wahres Selbst, nur du kannst mich heilen!
Nur du bist mein wahrer Beschützer!

Medizin und Krankheit heilen einander

Michael Wenger

Warnhinweis: Der folgende Beitrag ist nicht für jeden geeignet. Wenn Sie eine Dosis davon ausprobieren und es Ihnen nicht hilft, dann kehren Sie bitte wieder zurück zu Ihrem Körper und Geist. Und auch wenn es hilft, kehren Sie wieder zurück zu Ihrem Körper und Geist.

1.

Der amerikanische Zen-Lehrer Issan Dorsey meinte: «Kranksein bedeutet, am Leben zu sein.» Vorausgesetzt, daß Kranksein am Leben zu sein bedeutet, denken Sie über die Alternativen nach. Manchmal kann man mitten in der Angst, Schmerz und Unsicherheit das Wunder des Lebens erfahren. Und manchmal auch nicht. Weisen Sie nicht Ihre Erfahrung und Ihre Möglichkeiten zurück.

2.

Yunmen, ein chinesischer Zen-Meister des 10. Jahrhunderts, sagte einmal: «Medizin und Krankheit heilen einander. Das ganze Universum ist Medizin. Was ist das Selbst?» Yunmen war ein sehr berühmter, viel zitierter Lehrer. Er sagte: «Medizin und Krankheit heilen einander.»

Sie werden sich sicherlich fragen: «Was ist Medizin? Was ist Krankheit? Und was ist Heilung?» Manchmal ist Gift eine Medizin, sogar im wörtlichen Sinne (zum Beispiel die Chemotherapie). Und eine Krankheit kann auch heilen. Seien Sie also all den Möglichkeiten gegenüber offen. Alles kann Heilung sein. Halten Sie nichts zurück. Jeder Augenblick hat das Potential zur Heilung.

Was ist das Selbst? Wer sind Sie? Was ist Krankheit? Womit identifizieren Sie sich? Welches Selbst gäbe es zu bewahren? Was Sie nun sind, ist, was Sie nun sind. Und was sind Sie nun? Spüren Sie, was Sie spüren. Seien Sie, der/die Sie sind.

3.

Der Jounalist und Buddhist Rick Fields sagte über seine Krebserkrankung: «Ich habe keine lebensbedrohende Krankheit. Ich habe eine Erkrankung, die das Leben bedroht.» Wer bedroht wen, und wer ist bedroht? Fühlen Sie sich bedroht? Sind Sie bedrohlich? Bedrohen Sie sich nicht selbst. Finden Sie Ihr wahres Zuhause. STEHEN SIE AUF und leben, was Sie lieben, finden Sie Ihren Platz in jedem einzelnen Augenblick. In unserem Leben treffen wir auf viele Dinge. Öffnen Sie sich ihnen.

4.

Das Folgende weist auf die einfach zu beschreibenden, aber tatsächlich so schwer selbst zu *erlebenden* Lehren von den fünf Vervollkommnungen hin: der vollkommene Ort, die vollkommene Zeit, die vollkommene Lehre, der vollkommene Schüler, der vollkommene Lehrer.

Der vollkommene Ort ist genau hier, ob Sie krank oder überschwenglich gestimmt sind, – was gäbe es denn sonst noch? Was ist sonst noch da, mit dem man arbeiten könnte? Nichts. Das ist es, wo Sie sich befinden.

Die vollkommene Zeit ist gerade jetzt, bereit oder nicht, – was haben Sie denn sonst noch? Wann könnte es denn günstiger sein? Schauen Sie nicht auf Ihre Uhr!

Die vollkommene Lehre ist das, was Ihnen gerade jetzt begegnet. Die größte Lehre ist nicht irgend etwas, das Sie in einem Buch nachlesen und aus zweiter Hand nachschmecken könnten. Es ist das, was genau vor Ihnen ist. Das ist es.

Der vollkommene Schüler sind Sie selber. Ihre Lebenserfahrung hat Sie hierin geführt. Niemand anders ist besser darauf vorbereitet, Sie selbst zu sein, dem gegenüber zu treten, dem Sie gerade gegenübertreten, zu sein, der/die Sie sind.

Der vollkommene Lehrer ist derjenige, der gerade in diesem Augenblick bei Ihnen ist. Wer steht Ihnen zur Seite, wessen Unterstützung erfahren Sie? Der externe Lehrer ist unbezahlbar, – sicherlich. Dennoch sind Sie es, der/die verantwortlich ist. Wenn Sie akzeptieren, daß Sie gänzlich verantwortlich sind, dann können Sie wirklich all die Hilfe erkennen, die Sie bekommen können.

5.

Die Heilpraktikerin und Zen-Lehrerin Darlene Cohen sagte: «Manchmal schmerzt es zu sehr, – und es gibt nichts, was man tun könnte.» Suchen Sie in diesen Zeiten Zuflucht und Trost im «Nichts, was man tun könnte».

6.

A rain of blessings upon you!!

Auf eine bestimmte Art ist Ihre Aufgabe in Ihrem Leben klarer geworden, als sie es je zuvor war. Kehren Sie zu Ihrem Körper und Geist zurück – und verpassen Sie nicht diesen besonderen Augenblick! Krankheit und Medizin gehören zum Werk des Lebens.

Mögen alle Lebewesen glücklich sein!

Duftspur im Wind

Arndt Büssing

Vorübergehende Form.
Asche mischt sich mit feinem Sand.
Der Rauch verweht im Wind.

Traditionell wird Räucherwerk abgebrannt, um Gebete, Wünsche und Dank mit dem aufsteigenden Rauch zum «Himmel» zu schicken[3] um böse Geister zu vertreiben, um der Umgebung eine besondere Atmosphäre zu verleihen – oder einfach nur, weil es schön ist und gut riecht. Ein angenehmer Duft kann zu Entspannung, Beruhigung und Wohlbefinden beitragen und hilft, sich bei der Meditation besser zu *zen*trieren. Aber nicht jeder Duft ist auch angenehm. Die schweren Düfte können sogar Unruhe und körperliche Übelkeit hervorrufen, insbesondere in geschlossenen, schlecht gelüfteten Räumen. Zu empfehlen sind die japanischen Räucherstäbchen, vielleicht «Wolken über den Kiefern» (*Sho-un*), die einen sehr angenehmen leichten Duft haben.

Wenn Sie ein Räucherstäbchen abbrennen wollen, setzen Sie sich bequem hin, vielleicht auf die Terrasse, den Balkon – oder nah an das geöffnete Fenster. Nehmen Sie das Räucherstäbchen in die Hand und zünden es an einem Ende an, – schlagen Sie die kleine Flamme mit einer leichten Bewegung aus dem Handgelenk heraus aus, so daß das Stäbchen nur noch glimmt. Dann stecken Sie es in eine Schale mit feinem

---

[3] Das Räuchern oder Darbringen von Räucherwerk nimmt auch heute noch eine wichtige Stellung in den Riten verschiedener Religionen ein, so im Katholizismus, Judaismus, Buddhismus, Hinduismus und anderen.

hellem Sand. Setzen Sie sich bequem und entspannt hin. Beobachten Sie den orange-gelben Glutring, den zarten, aufsteigenden Rauch, nehmen Sie den Duft des Stäbchens wahr, – atmen Sie durch die Nase tief ein.

Beobachten Sie, wie der Glutring am Räucherstäbchen langsam nach unten wandert und über sich die graue Asche stehen läßt, bis sie herabfällt auf den feinen Sand. Langsam schiebt sich der Glutring weiter, – und wieder bleibt die Asche stehen, neigt sich, immer weiter, bis sie schließlich herabfällt.

Beobachten Sie, wie sich die Duftspuren im Wind drehen, sich aufteilen, wieder vereinigen und sich wieder trennen. Der feine Rauch weht Ihnen entgegen, entfernt sich wieder. Kommen und Gehen mit der Bewegung des Windes. Atmen Sie tief ein. Atmen Sie gut aus. Dieser Augenblick gehört Ihnen.

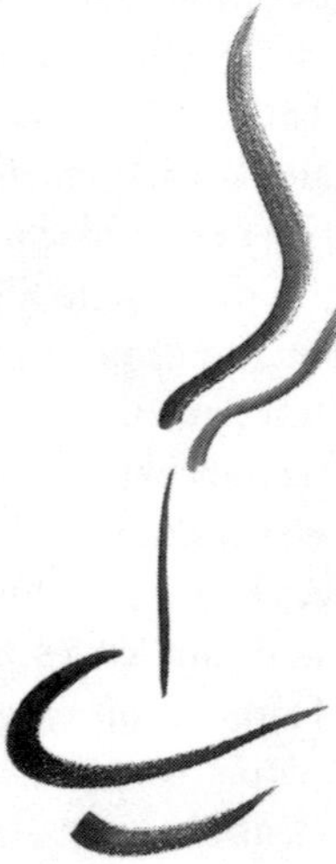

Sie können zusehen, wie das Räucherstäbchen immer kleiner wird, sich in Rauch und Asche auflöst. Wann hört das Räucherstäbchen auf, ein Räucherstäbchen zu sein? Und wann fängt ein Räucherstäbchen an, ein Räucherstäbchen zu sein? Schon bevor die einzelnen Zutaten für eine kurze Weile zusammenkommen? Können Sie die Bäume sehen, die ihr Holz, ihr Harz zur Verfügung gestellt haben? Können Sie die Gewürznelken sehen? Wann hört das Räucherstäbchen auf, ein Räucherstäbchen zu sein? Wohin ist es verschwunden, das Räucherstäbchen? Ein Kreislauf des Kommens und Gehens. Asche auf feinem Sand. Duftspur im Wind.

In der Nacht, tief in den Bergen, sitze ich in Zazen.
Die Angelegenheiten der Menschen gelangen nie hierher.
In der Stille sitze ich auf einem Kissen,
dem leeren Fenster gegenüber.
Die endlose Nacht hat den Duft
des Räucherstäbchens verschluckt;
Meine Robe ist zu einem weißen Gewand
aus weißem Tau geworden.
Unfähig zu schlafen, gehe ich in den Garten;
Plötzlich erscheint über der höchsten Bergspitze
der runde Mond.

Daigu Ryokan

Über den Kiefern
Ziehen Regenwolken auf.
Da, erste Tropfen.

Arndt Büssing

Vertrauen, Freude und Loslassen

Sylvia Wetzel

Bei meinem einundzwanzigjährigen Neffen wurde vor einigen Jahren die Diagnose Darmkrebs gestellt. Eine Woche vor seinem Tod rief er mich mitten in der Nacht an und bat mich, ins Krankenhaus zu kommen. Morgens um vier Uhr saß ich an seinem Bett, und er fragte mich: «Was geschieht mit mir, wenn ich sterbe. Was kommt nach dem Tod?» Ich sagte ihm ehrlich: «Ich weiß es nicht. Christen glauben an Fegefeuer, Hölle und Paradies, und Buddhisten glauben an Wiedergeburt. Was denkst du?» Er hatte mich in unserem Meditations-Zentrum besucht und wir hatten einige Male über Meditation gesprochen. Wir beide hielten es für wahrscheinlich, daß etwas von uns in irgendeiner Form weiter lebt, und daß die derzeitige innere Verfassung Auswirkungen auf das Leben hat, was da kommen wird. Er starb im Vertrauen auf das Weiterwirken seiner wichtigsten Wünsche: nach Verbundenheit mit anderen Menschen, nach Verstehen und einem sinnvollen Leben.

Menschen, die mit einer schweren Krankheit oder Tod konfrontiert sind, gehen durch unterschiedliche Phasen: Schock und Dumpfheit, Ungläubigkeit, Zweifel und Nichtwahrhaben-Wollen, Verhandeln, Wut und Schuldgefühle und schließlich Akzeptanz. Die Reihenfolge dieser Zustände ist unterschiedlich, und nicht jede Phase dauert gleich lang. Sie sind auch nicht gleich intensiv. Ein typischer Ablauf könnte so aussehen: In der ersten Zeit nach einem Verlust, einem Todesfall oder der Diagnose Krebs stehen die Betroffenen unter Schock. Sie spüren kaum Schmerz und fühlen sich dumpf. Manche sind sogar unternehmungslustig und aktiv. Fast könnte man meinen, sie hätten die «schlechte» Nachricht bereits verarbeitet und ihr Los akzeptiert. Dann plötzlich können sie einfach nicht glauben, daß es wahr ist. Sie wachen morgens auf und fühlen sich gesund und denken für Momente, die Welt sei wieder in Ordnung. Dann fangen sie an, mit dem Schicksal zu verhandeln: «Wenn die Diagnose nicht stimmt, werde ich für den Rest meines Lebens auf meine Gesundheit achten, Sport treiben, mich um andere Menschen kümmern, nicht mehr soviel arbeiten, Freundschaften pflegen und das Leben genießen.» Schließlich werden die meisten Menschen wütend, entweder auf sich selbst oder auf andere. Sie fühlen sich schuldig: «Was habe ich bloß falsch gemacht? Warum geschieht das gerade mir? Ich hatte doch noch so viel vor im Leben!» Introvertierte und passive Menschen werden eher traurig als wütend. Sie erleben Schuldgefühle, Selbstmitleid und Unsicherheit, Angst und Verlorenheit. Können wir Wut spüren, hat die fünfte Phase eine Chance: Akzeptanz und etwas innere Ruhe und Frieden. Die meisten Menschen glauben dann, «es überstanden zu haben». Doch nach einigen Wochen oder Monaten beginnt der ganze Zyklus wieder von vorne: Akzeptanz entpuppt sich als Dumpfheit, wir wollen die Situation nicht wahrhaben, wir verhandeln, werden wütend und können schließlich das, was ist, wieder ein Stück mehr annehmen. Und so geht es weiter, bis wir uns – je nach Art des Verlusts oder der Schwere der Krankheit oder der Art des Verlusts, abhängig vom sozialen Umfeld und der inneren Verfassung – vom «Schicksal» nicht mehr «geschlagen» fühlen, sondern das Beste aus der Situation machen: intensiver leben, den Augenblick genießen, Freude an kleinen Dingen empfinden.

Natürliches und zusätzliches Leiden

In seinem ersten Vortrag, den der Buddha nach seinem Erwachen vor zweieinhalbtausend Jahren hielt, sprach er über die *Schwierigkeiten* des normalen Lebens, über die *Ursachen* unserer Unzufriedenheit, über die Möglichkeit, *Freude und inneren Frieden* zu erleben und den *Weg* dahin. Alle Lehren und Übungen des Buddha und der Menschen, die seine Lehren weitertrugen, handeln von diesen *Vier Edlen Wahrheiten.* Das Vier-Phasen-Modell stammt aus der indischen Heilkunst. Die Menschen gehen erst dann zu einem Arzt, wenn sie sich *krank fühlen* (Wahrheit vom Leiden). Auf der Basis der Symptome (Unzufriedenheit, Ängste, Sorgen) stellt der Arzt eine *Diagnose (*Wahrheit von der Ursache des Leidens), spricht über eine *mögliche Heilung* (Wahrheit vom Ende des Leidens, vom inneren Frieden) und erklärt die *Therapie* (Wahrheit vom Weg).

Wer wäre nicht lieber reich und gesund als arm und krank, wie es Dagobert Duck einmal formulierte? Doch solange wir als Menschen auf dieser Erde leben, können wir krank werden. Wir können Krankheiten und Schwierigkeiten leichter annehmen, wenn wir begreifen, daß «krank werden zum Leben gehört». Solange wir eine Kopf haben, können Kopfschmerzen auftreten, und Bauchschmerzen erinnern uns daran, daß es einen Bauch gibt. Der Buddha unterscheidet nun allerdings zwischen *natürlichem* Leiden, *natürlichen* Problemen und solchen, die wir uns *zusätzlich* aufladen. Auf Buddhas Liste *natürlicher Leiden* stehen acht existentielle Erfahrungen: geboren werden und altern, krank werden und sterben; verlieren, was man liebt; nicht bekommen, was man sich ersehnt; erleben, was man nicht will, und schließlich, solange wir leben, nie sicher vor Leiden zu sein. Diese acht Arten von Leiden gelten als *normal.* Sie gehören zum Leben, und es ist normal, daß wir darunter leiden. Wer nun aber glaubt, sie vermeiden zu können oder sich ärgert oder schuldig fühlt, wenn sie auftauchen, schafft sich *zusätzliches* Leiden. Ich benutze in meiner meditativen Arbeit – für mich selbst und in Kursen – eine Statistik, die nicht stimmt, aber sehr gut funktioniert, da sie dazu anregt, sich den Problemen zu stellen, die da sind.

Die von Buddha erwähnten acht *normalen Leiden* oder Probleme sind für rund *fünf Prozent* unserer körperlichen und seelischen Schmerzen verantwortlich. Die restlichen *fünfundneunzig Prozent* Leiden schaffen wir uns selbst, weil wir Schmerzen ablehnen, sie leugnen und weghaben wollen oder glauben, sie durch kluges Verhalten in Zukunft vermeiden zu können. Wir können den größten Teil unseres Leids auflösen, wenn wir sagen: «Das tut jetzt zwar höllisch weh. Diese Krankheit ist sehr schlimm. Aber das gehört zur Bandbreite menschlicher Erfahrungen.» Selbsthilfegruppen funktionieren auf dieser schlichten Einsicht, und sie fördern sie. In Kriegszeiten können Menschen unendlich viel Leid ertragen, weil die anderen Menschen auch leiden. «Geteiltes Leid ist halbes Leid», weiß der Volksmund. Sind nur wir selbst betroffen, können wir an Menschen denken, die in diesem Augenblick das gleiche Leid erleben oder erlebt haben. Wir fühlen uns dann mit anderen verbunden, und das verringert unser Leiden zunächst subjektiv und damit auch objektiv.

Auf den nächsten Seiten möchte ich Ihnen einige Übungen vorstellen. Sie sind von der buddhistischen Tradition inspiriert und sollen Ihnen Orientierung bieten in einer schweren Zeit und Sie zur Neubesinnung anregen. Vielleicht können Sie so wieder Vertrauen ins Leben schöpfen, Lebensmut fassen, die kleinen Freuden des Alltags neu entdecken, Ihre existentielle Krise nutzen und genauer spüren, was sie «mit dem Rest Ihres Lebens, das heute beginnt» (Ayya Khema), anfangen wollen.

Nehmen Sie sich für jede Übung zehn bis fünfzehn Minuten (oder auch länger) Zeit. Setzen Sie sich an Ihren Lieblingsplatz in einen gemütlichen Sessel oder machen Sie es sich im Bett bequem. Schließen Sie für einige Minuten die Augen, bleiben Sie ruhig sitzen oder liegen und lassen Sie die Gedanken frei schweifen. Dann nehmen Sie wieder das Buch zur Hand und fangen an zu lesen. Nach jeder Frage können Sie für einige Momente die Augen schließen und Bilder und Gedanken, Erinnerungen und Gefühle aufsteigen lassen. Dann lesen Sie weiter und nehmen sich immer einige Momente Zeit, die Fragen auf sich wirken zu lassen. Sie können jede Übung mehrere Male durchführen und jedes Mal an ein anderes Erlebnis denken. Sie können sich auch mit Ihrem Tagebuch hinsetzen und einige Gedanken aufschreiben. So lernen Sie sich und ihre Reaktionsmuster besser kennen und können mit der Zeit besser mit sich umgehen.

Den Körper spüren

Diese Übung können Sie für einige Tage oder Wochen jeden Tag durchführen. Sie dient der Entspannung, fördert Aufmerksamkeit und Wachheit und stärkt Ihre Vitalität. In Verbindung mit für Sie geeigneten Bewegungsübungen – Spaziergänge, schnelles Gehen, Schwimmen, Tanzen, Yoga, Tai Chi oder Qi Gong – unterstützt sie körperliche und seelischen Heilungsprozesse. Bei dieser Übung gehen Sie in zwanzig bis vierzig Minuten einmal mit der Aufmerksamkeit durch den ganzen Körper und registrieren grundlegende Körperempfindungen: warm, kalt, Druck, Spannung, weich, kribbeln, pochen, stechen. Wenn Sie keinen Namen für eine Empfindung finden oder an einigen Stellen gar nichts spüren, macht das nichts. Nehmen Sie es zur Kenntnis und gehen sie langsam weiter.

Sie können anfangs die folgenden Stichworte einfach langsam lesen und die Empfindungen in den entsprechenden

Körperteilen registrieren. Sie können sich die Stichworte auf eine Tonkassette sprechen und als Gedankenstütze verwenden. Es empfiehlt sich, nach einiger Zeit die Übung ohne Hilfsmittel mit offenen oder geschlossenen Augen im Liegen oder Sitzen durchzuführen. Wenn Sie wenig Zeit haben, können Sie auch nur den Kopf, die Hände und Arme oder beide Beine spüren.

Wenn Sie sich eher beruhigen wollen, beginnen Sie am Scheitel und gehen langsam nach unten bis zum Becken, dann von den Fingerspitzen bis zu den Schultern und dann wieder weiter vom Becken bis zu den großen Zehen. Wenn Sie «Energie tanken» wollen, beginnen Sie bei den großen Zehen, wandern hoch bis zum Becken, dann von den Fingerspitzen bis zu den Schultern und vom Becken hoch bis zum Scheitel.

Zur Beruhigung: Scheitel – Stirn – Augen – Nase innen und außen – Wangen – Schläfen – Oberkiefer – Lippen – Unterkiefer – Mundinnenraum – Kinn – Hinterkopf von oben nach unten – Hals innen und außen – Schultern – Schlüsselbeine – Brustkorb – Rippen – Magen – Bauch – Becken – oberer Rücken – mittlerer Rücken – unterer Rücken – Oberkörper – Beckenraum – Zeigefinger – Mittelfinger – Ringfinger – kleiner Finger – Daumen – Handinnenfläche – Handaußenfläche – beide Hände innen und außen – Handgelenke – Unterarme – Ellbogen – Oberarme – Schultern – beide Arme von den Fingerspitzen bis zu den Schultern als Ganzes – Beckenraum – Oberschenkel – Kniegelenke – Unterschenkel – Fußknöchel – Fersen – Ballen – Sohlen – Füße innen und außen – die Zehen einzeln von den kleinen Zehen bis zu den großen Zehen – beide Beine von den Zehen zum Becken – den ganzen Körper als Ganzes.

Bleiben Sie nach Abschluß der Übung noch einige Momente still sitzen und lassen Sie die Gedanken frei schweifen. Dann bewegen Sie sich sanft, recken und strecken sich, gähnen und beenden Sie die Übung.

Mit Freude gehen

Als Ergänzung zu Übungen im Sitzen oder Liegen können wir regelmäßig oder hin und wieder eine Übung im Gehen durchführen. Gehen wir alleine spazieren oder einkaufen, können wir mit etwas Übung auch einige Momente oder Minuten «mit Freude», mit Achtsamkeit gehen.

Für eine systematische Gehübung beispielsweise in der Wohnung oder im Garten suchen wir uns eine Strecke von etwa 20–30 Schritten und gehen anfangs im normalen Schritttempo hin und her. Wir richten unsere Aufmerksamkeit auf die Füße, auf unseren Kontakt mit dem Boden und registrieren «links – rechts», wenn wir den jeweiligen Fuß auf die Erde setzen.

Hin und wieder verlangsamen wir unser Tempo und gehen in Zeitlupe. Wir registrieren die einzelnen Phasen des Gehvorganges und benennen sie mit «*heben*, oben, senken». Schweifen wir mit den Gedanken ab, registrieren wir, was wir gerade denken, benennen es mit einem einfachen Begriff wie «Vergangenheit, Zukunft, denken, hören, planen, jammern» und kehren zurück zum Gehvorgang.

Wir können statt dessen auch einfache Sätze verwenden: beim langsamen Gehen «Ja zum Leben – Danke fürs Leben» sagen und beim schnellen Gehen «Ja – Danke», oder beim langsamen Gehen «Ich komme an – Ich bin zu Hause», und beim langsamen Gehen «ankommen – zu Hause».

Den Atem spüren

Diese Grundübung können Sie systematisch im Sitzen oder Liegen üben oder immer wieder für zwei, drei Minuten während des Tages, wenn Sie irgendwo warten müssen, am Tisch oder auf einer Bank sitzen, wenn Ihnen langweilig ist oder Sie unter Anspannung stehen. Sie fördert die Entspannung und stärkt die Aufmerksamkeit für körperliche Prozesse, Gedankenschleifen, Gefühle und innere Bilder.

Zur Beruhigung: *Atmen Sie zwei bis drei Mal etwas tiefer als gewöhnlich ein und aus. Dann lassen Sie den Atem natürlich fließen und folgen für fünf bis zehn Minuten dem austretenden Atem und sagen dabei innerlich «Aus». Wenn Sie Gedanken und Bilder bemerken, geben Sie ihnen einen Namen – «Zukunft, Vergangenheit, angenehm, unangenehm, hören, spüren» – und kehren Sie wieder sanft zurück zum Atem.*

Zur Aktivierung Ihrer Energie: *Atmen Sie zwei bis drei Mal etwas tiefer als gewöhnlich ein und aus. Dann lassen Sie den Atem natürlich fließen und folgen für fünf bis zehn Minuten dem eintretenden Atem und sagen dabei innerlich «Ein». Wenn Sie Gedanken und Bilder bemerken, geben Sie ihnen einen Namen – Zukunft, Vergangenheit, angenehm, unangenehm, hören, spüren – und kehren Sie wieder sanft zurück zum Atem.*

Zum Abschluß bleiben Sie ein, zwei Minuten ruhig sitzen und lassen Sie die Gedanken frei schweifen.

Vom Atem lernen: Abwehren, annehmen und loslassen

Bei der nächsten Übung denken wir an etwas, das wir derzeit unbedingt behalten wollen. Wir atmen ein und weigern uns einfach wieder auszuatmen. Wir halten den Atem an, solange wir können und schauen, was geschieht. Das machen wir zwei, drei Mal.

Dann kehren wir für sechs bis acht Atemzügen zurück zum natürlichen Atemfluß und genießen das ruhige Kommen und Gehen von Einatmen und Ausatmen.

Im nächsten Schritt denken wir an etwas, das wir derzeit nicht annehmen wollen. Wir atmen ein und aus und weigern uns einfach wieder einzuatmen, solange wir können und schauen, was geschieht. Das machen wir zwei, drei Mal.

Dann kehren wir wieder zurück zum natürlichen Atemfluß und genießen das ruhige Kommen und Gehen von Einatmen und Ausatmen. Wir atmen ein und nehmen an. Wir atmen aus und lassen los.

Vom Atem lernen: Annehmen und loslassen

Wir folgen für zwei, drei Minuten dem natürlichen Atemfluß. Wir atmen ein und nehmen an, was geschieht. Wir atmen aus und lassen Widerstände los.

Dann erinnern wir eine schwierige Situation aus der Vergangenheit, vielleicht unsere Widerstände gegen eine Veränderung oder ein Geschehen. Wir erinnern so viele Einzelheiten wie nötig, um die Situation lebendig vor uns zu sehen oder zu spüren.

Was war Anlaß für den Konflikt? Wie hat er sich aufgelöst? Was folgte aus dem Konflikt? Was hat er bei mir und den anderen bewirkt? Wie fühle ich mich jetzt, wenn ich an die Situation und ihre Folgen denke?

Dann achten wir für einige Augenblicke auf den natürlichen Atemfluß. Wir atmen ein und nehmen an, was geschieht. Wir atmen aus und lassen unsere Widerstände los.

Im zweiten Schritt erinnern wir eine Veränderung in unserem Leben, die wir gut annehmen konnten. Worin genau bestand die Veränderung? Wie fühlten wir uns am Anfang? Was trug dazu bei, daß wir keine Widerstände entwickelten? Welche Folgen hatte die Veränderung für uns und die anderen? Wie fühlen wir uns jetzt im Augenblick, wenn wir an diese Veränderung denken?

Im dritten Schritt denken wir an einen aktuellen Konflikt. Wir erinnern eine konkrete Situation und spüren unseren Widerstand gegen das, was geschieht. Nun versuchen wir vom Atem zu lernen. Wir atmen ein und nehmen an. Wir atmen aus und lassen los.

Täuschungen und Ent-Täuschungen

Wenn etwas Unvorhergesehenes in unser Leben einbricht, wie eine schwere Krankheit, eine Trennung, ein Todesfall, der Verlust des Arbeitsplatzes oder der Wohnung, fragen sich die meisten Menschen: «Warum gerade ich? Was habe ich falsch gemacht?» Wir geben zwar auch gerne anderen Menschen oder der Gesellschaft die Schuld, aber viele Menschen empfinden Schuldgefühle, wenn Probleme auftauchen. Auch hier können wir die oben erwähnte «falsche» Statistik auf ihre pädagogische Wirksamkeit testen. Der Großteil unseres Leiden entsteht nach diesem Ansatz nicht durch die Krankheit oder den Verlust selbst, sondern durch den Wunsch, es möge diese Ereignisse und Erfahrungen nicht geben. Der Wunsch, es möge alles anders sein, als es ist, gilt als Ursache von fünfundneunzig Prozent unserer Leiden. Varianten dieses Wunsches sind dann: «Ich möchte anders sein, als ich bin. Du sollst anders sein, als du bist. Überhaupt soll mein Körper gesünder sein, als er ist.» Wir bauen uns eine Traumwelt ohne Krankheit und Verlust und wundern uns, wenn unsere Erfahrungen nicht zu diesen Traumbildern passen. Die deutsche Sprache beschreibt den Zusammenhang zwischen unrealistischen Erwartungen und unangenehmen Gefühlen sehr genau mit dem bildhaften Begriff Ent-*täuschung*. Nur wer sich täuscht, kann ent-*täuscht* werden. Wer das Leben sieht, wie es ist, wird nicht enttäuscht.

Wenn wir tatsächlich den Großteil unseres Leidens durch unrealistische Wünsche «selbst schaffen», hört sehr viel Leiden auf, wenn wir diese Wünsche erkennen und, zumindest für Momente, loslassen. Wenn Leiden zum Leben gehört, ist der Wunsch, Krankheit und Altern, Sterben und Verlust sollten nicht vorkommen, unrealistisch und sinnlos. Solche Wünsche erzeugen bloß falsche Erwartungen und Hoffnungen, Befürchtungen und Ängste. Ein tibetischer Lama schlägt vor, immer dann, wenn wir uns fragen: «Warum gerade ich?», die Gegenfrage zu stellen: «Warum nicht ich?»

Wir können natürlich alles tun, was in unserer Macht steht und niemanden schadet, um Krankheiten und Probleme zu verstehen und die vielen Faktoren zu erkennen, die mitspielen, und entsprechend auf sie einwirken. Wir können unser Eßverhalten verändern, eine neue Wohnung suchen, den Wohnort wechseln, Sport treiben, Entspannungstechniken lernen, neue Menschen kennenlernen und unsere Lebensgeister mit positiven Gedanken stärken. Wir werden aber nie *alle Ursachen* für Krankheiten und Probleme erkennen und sie «in den Griff kriegen». Die Einsicht, daß weder wir noch die Ärzte, weder östliche noch westliche Medizin, weder Mensch noch Gott unser Leben im Griff haben und kontrollieren können, ist zunächst schwer zu ertragen, kann aber viel Druck von uns nehmen. Wenn Kontrolle nicht möglich ist, müssen *wir* auch nicht mehr kontrollieren. Die Einsicht, daß es keine Kontrolle gibt, löst dem Buddhismus zufolge auch die restlichen fünf Prozent Leiden auf, die noch verblieben sind. Diese Einsicht ist die psychologische Grundlage für Annehmen. Sie löst Anspannung und Schuldgefühle, zwanghaftes Grübeln und Niedergeschlagenheit auf, wir haben mehr Zeit und können die kleinen Freuden des Alltags genießen.

Es gibt eine ganze Reihe von einfachen Übung, mit deren Hilfe wir körperliche Schmerzen und Verspannungen, Ängste und Sorgen relativ angstfrei spüren lernen und sie durch unsere Akzeptanz zumindest für kurze Zeit auflösen können. Je vertrauter wir mit diesen Übungen werden, desto wirksamer sind sie.

Unzufriedenheit spüren

Denken Sie an eine Begebenheit aus den letzten Tagen, wo Sie mit sich oder anderen, einer Situation oder einem Ablauf unzufrieden waren. Erinnern Sie so viele Einzelheiten wie nötig, um Ihre Unzufriedenheit wieder deutlich zu spüren.

Stellen Sie sich dann folgende Fragen: Was genau war Anlaß der Unzufriedenheit? Körperliche Schwäche oder Schmerzen, Worte oder Gesten, fehlende Worte oder Gesten?

Wie habe ich reagiert? Was habe ich getan, gesagt oder gedacht? Was habe ich nicht gesagt oder getan? Wer hat mein Verhalten bemerkt? Was folgte aus meinem Verhalten? Für mich, für andere Beteiligte? Wie habe ich mir die Situation erklärt? Wer oder was war «schuld»?

Überlegen Sie jetzt, was Sie selbst zur Situation beigetragen haben: In welcher Stimmung waren Sie unmittelbar vor der unangenehmen Situation? Gut gelaunt, ausgeschlafen, frohgemut, unter Zeitdruck, ärgerlich, müde, ängstlich, angespannt, hungrig, gelangweilt? Gibt es eine Vorgeschichte mit den beteiligten Personen oder mit der Situation? Mögen Sie solche Situationen sowieso nicht leiden? Mögen Sie die Personen nicht? Passiert Ihnen das drei Mal die Woche?

Lassen Sie jetzt Ihrer Phantasie etwas Raum. Spielen Sie die Situation noch einmal durch: mit guter Laune und netten Leuten. Schauen Sie, ob sich etwas verändert und was es ist.

Fassen Sie jetzt die Übung mit einer Frage zusammen: Was ist mir jetzt aufgefallen? Was hat mich in dieser Übung besonders berührt? Achten Sie auf Schlüsselsätze oder – Schlüsselworte, auf Bilder oder Gefühle, die hochsteigen.

Schließen Sie die Übung mit einem Wunsch ab: Möge ich Mut, Kraft und Klarheit entwickeln und aus allen Situationen das Beste machen.

Kinderkrankheiten

Gehen Sie zurück in der Zeit, in Ihre Kindheit, als Sie zwischen sechs und zehn Jahre alt waren. Denken Sie an eine Kinderkrankheit. Was hatten Sie? Mußten Sie das Bett hüten? Wie lange waren Sie krank? Wer hat Sie versorgt? Was haben Sie gespielt und mit wem? Können Sie sich an Fieberträume erinnern? Waren Sie gerne krank als Kind? Waren Sie häufig krank oder eher selten?

Wie war das in Ihrer Familie? Wer gehörte zur Familie? An welche Krankheiten können Sie sich erinnern? Wer war krank? Was hatten diese Familienmitglieder? Gab es besondere Familienrezepte für Krankheiten, spezielle Krankenspeisen, kleine Rituale, Lieder, Geschichten, die vorgelesen oder erzählt wurden?

Fassen Sie jetzt die Übung mit einer Frage zusammen: Was ist mir jetzt aufgefallen? Was hat mich in dieser Übung besonders berührt? Achten Sie auf Schlüsselsätze oder – Schlüsselworte, auf Bilder oder Gefühle, die hochsteigen.

Schließen Sie die Übung mit einem Wunsch ab: Möge ich Mut, Kraft und Klarheit entwickeln und aus allen Situationen das Beste machen.

Ein Verlust

Denken Sie an ein etwas schwieriges Erlebnis vor zehn, fünfzehn Jahren. Vielleicht ist eine Nachbarin gestorben, die Sie gerne hatten. Vielleicht ist Ihre Lieblingskatze von einem Auto überfahren worden. Rufen Sie sich so viele Einzelheiten ins Gedächtnis, wie Sie jetzt brauchen, um sich gut zu erinnern. Lassen Sie dann folgende Fragen auf sich wirken und registrieren Sie, welche Gedanken oder Bilder dieser Fragen auslösen: Wie haben Sie die Nachricht erfahren? Was haben Sie gerade gemacht? Wie ging es Ihnen in den ersten Stunden danach? Wie haben Sie auf den Verlust reagiert? Mit Angst, Wut, Schuldgefühlen, Müdigkeit, Trauer, Rückzug? Wie fühlten Sie sich eine Woche später? Nach drei Wochen? Nach einem halben Jahr? Nach zwei Jahren?

Was hat Ihnen geholfen, mit dem Verlust fertig zu werden? Welche Bücher, Gedanken, Bilder, Musikstücke haben Sie in dieser Zeit begleitet? Welche Menschen haben Ihnen beigestanden? Wie fühlen Sie sich jetzt im Augenblick, wenn Sie daran denken? Haben Sie den Verlust verdaut? Ist ein Rest geblieben?

Fassen Sie jetzt die Übung mit einer Frage zusammen: Was ist mir jetzt aufgefallen? Was hat mich in dieser Übung besonders berührt? Achten Sie auf Schlüsselsätze oder – Schlüsselworte, auf Bilder oder Gefühle, die hochsteigen. Schließen Sie die Übung mit einem Wunsch ab: Möge ich Mut, Kraft und Klarheit entwickeln und aus allen Situationen das Beste machen.

Mitgefühl als Weg

Der Volksmund weiß: Geteiltes Leid ist halbes Leid. Der Buddhismus empfiehlt uns, unser Leiden mit allen Lebewesen zu teilen, denn so verringert es sich subjektiv und objektiv. Wenn Sie Schmerzen haben, unter emotionalem Druck stehen oder sich Sorgen machen, können Sie einmal folgende Übung ausprobieren:

Richten Sie die Aufmerksamkeit auf die Körperempfindungen oder Ihre Stimmung. Spüren Sie Ihr eigenes Leiden.

Dann denken Sie an Menschen, die jetzt im Augenblick das gleiche Leid erleben. An Menschen, die Sie kennen und die Sie nicht kennen.

Wünschen Sie sich jetzt von Herzen: Mögen wir alle frei sein von diesem Leiden. Wo das nicht möglich ist, mögen wir alle so mit unseren körperlichen und geistigen Problemen umgehen, daß sich unser Leid verringert und nicht vergrößert. Mögen wir Mut fassen und das Beste aus unserer Lage machen.

Ent-Täuschungen

Erinnern Sie eine Situation, in der Sie sehr enttäuscht waren. Spüren Sie die Enttäuschung im Körper. Fragen Sie sich: Welche Bedürfnisse kamen in den Erwartungen zum Ausdruck? Was wollte ich bekommen, erleben, spüren?

Was habe ich von den Beteiligten in der Situation erwartet? Was habe ich möglicherweise falsch eingeschätzt? Gibt es andere Möglichkeiten, diese Bedürfnisse zu stillen, diese Wünsche zu erfüllen? Kann ich meine Vorstellungen über mich selbst und über die anderen durch diese Erfahrung korrigieren und verändern? Kann ich mich und sie realistischer sehen, mit Stärken und Schwächen?

Wir können die Situation noch einmal durchspielen und dabei unsere Bedürfnisse deutlicher spüren und klarer äußern und die Beteiligten in ihren Stärken und Schwächen realistischer sehen.

Fassen Sie jetzt die Übung mit einer Frage zusammen: Was ist mir aufgefallen? Was hat mich besonders berührt? Achten Sie auf Schlüsselsätze oder – Schlüsselworte, auf Bilder oder Gefühle, die hochsteigen. Schließen Sie die Übung mit einem Wunsch ab: Möge ich Mut, Kraft und Klarheit entwickeln und aus allen Situationen das Beste machen.

Energie umwandeln

Erinnern Sie eine Situation, in der Sie sich geärgert haben und Wut, Ohnmacht, Unsicherheit oder Angst gespürt haben. Spüren Sie den Druck und die Anspannung im Körper.

Spüren Sie nun die Kraft, die in diesem Druck steckt. Stellen Sie sich nun die Energie, die Sie spüren, als Licht oder Wärme im Körper vor. Spüren Sie, wie sie sich im ganzen Körper ausbreitet. Spüren Sie Ihre Kraft, Ihre Energie.

Sie können diese Übung zuerst systematisch im Sitzen oder Liegen einüben und mit der Zeit auch im Alltag einsetzen, immer dann, wenn Sie emotional aufgewühlt sind oder sich wütend, hilflos und ohnmächtig fühlen.

Sie können sich abends einige Minuten nehmen, den Tag innerlich an sich vorbeiziehen lassen und überprüfen, welche Erwartungen hinter Ihren unangenehmen Gefühlen und Erfahrungen standen und stehen. Im Freiraum einer Entspannungsübung, im Labor unserer Innenwelt können Sie ausprobieren, was geschieht, wenn Sie Ihre Vorstellungen korrigieren, wenn Ihre Ent-täuschungen darauf hinweisen, daß sie im Widerspruch zur Wirklichkeit stehen. Nur wenn wir immer wieder «am eigenen Leib» erleben, wie sich Ent-täuschungen auflösen, wird dieses Denken Teil unseres Lebens. Wenn wir unsere Täuschungen erkennen und loslassen – und sei es nur für Sekunden – wird diese Fähigkeit zu einer praktischen Magie, die uns aus dem Leiden heraus ins Glück der Offenheit, der Gegenwärtigkeit und Lebensfreude führt.

Freude und Gegenwärtigkeit

«Probleme umwandeln: Wie man glücklich sein kann, wenn man es nicht ist!», verspricht ein Buchtitel. Sein Autor ist ein tibetischer Lama. Die meisten Menschen im Westen glauben nicht, daß das geht. Sie glauben, man kann nur wirklich glücklich sein, wenn man gesund und wohlhabend, einigermaßen ansehnlich und beliebt ist. Wenn dem wirklich so wäre, wären die reichen Länder des Westens das Paradies. Die Heilung, die der Buddha allen Menschen in Aussicht stellt, sind Glück und Frieden, die durch Gegenwärtigkeit und Aufmerksamkeit, durch Akzeptanz und Hingabe an den Augenblick entstehen. Gegenwärtigkeit gilt als der Schlüssel zum Glück. Gegenwärtigkeit *ist* Aufmerksamkeit, Gegenwärtigkeit *ist* Freude, so heißt es.

Sicherlich kennen Sie alle besondere Momente im Leben, in denen Sie sich rundherum wohl fühlen, und sei es nur für Augenblicke. Wir spüren den ersten Sonnenstrahl auf der Haut im Frühling oder die beruhigende Wärme eines Kachelofens beim Besuch eines Freundes. Im Bus zur Arbeit lächelt uns jemand an, oder eine Kollegin hat ein Blümchen neben den Computer gestellt. Die Nachtschwester hat uns eine Extraration Pudding reserviert oder kennt die Autorin unseres aktuellen Lieblingsbuchs. Wir freuen uns über die schmale Mondsichel am Nachthimmel oder das Lachen eines Kindes in der Nachbarwohnung. Was genau macht uns da glücklich? Wir meinen, es läge an der Mondsichel oder dem Kinderlachen, dem Pudding oder der Blume. Dem Buddhismus zufolge entsteht Glück, wenn wir uns für Momente ganz auf etwas konzentrieren, wenn wir für Sekunden oder Minuten «mit dem Herzen ganz bei der Sache sind». Natürlich lösen bestimmte äußere Aufhänger eher Freude oder Interesse aus als andere. Doch was uns berührt, was Aufmerksamkeit weckt, hängt ab von unserer augenblicklichen Verfassung und unseren Wertvorstellungen, von Vorlieben und Abneigungen.

Durch Schulung unserer Aufmerksamkeit können wir diese Zusammenhänge genauer erkennen und mit «Leib und Seele», mit allen Sinnen spüren. Entspannungsübungen hellen unsere aktuelle Stimmung auf und öffnen unser Herz und unsere Sinne. Wir nehmen «Aufhänger» für Glück im Außen wahr und nutzen sie. Das ist Übung im Alltag. Wir schulen uns, nicht nur das zu sehen, was nicht funktioniert, sondern mit wachen Sinnen auf das zu achten, was da ist, was funktioniert und was Freude weckt. Sind wir offen und entspannt und erleben wir immer wieder kleine Momente der Freude, können wir auch mit unangenehmen Gefühlen, mit Schmerzen und Problemen besser umgehen. Das wiederum stärkt unser Selbstvertrauen und verringert das Gefühl, Opfer der Umstände zu sein. Das wiederum ist der Schlüssel für ein kluges und kreatives Umgehen mit jeder Situation. Wer sich als Opfer fühlt, wartet immer auf eine Lösung im Außen. Wer am eigenen Leib spürt, daß Freude entsteht, wenn er oder sie mit allen Sinnen bei einer Sache ist, spürt Kraft und faßt Mut. So lernen wir immer geschickter mit unseren Erfahrungen umzugehen und vertrauen darauf, daß wir aus allen Umständen das Beste machen können, wie schwierig die Lage auch aussehen mag und auch, wenn etwas sehr weh tut.

Jede der folgenden Übungen können Sie eine oder zwei Wochen lang täglich durchführen und schauen, was sie bewirken. Je vertrauter Sie mit diesen Übungen sind, desto häufiger fallen Sie Ihnen ein. Mit der Zeit verändern sie Ihre Lebenseinstellung, und Sie freuen sich wieder an den kleinen Dingen des Lebens.

Die fünf Sinne

Ich berühre meine Augen: Wie wunderbar, daß ich sehen kann.
Ich berühre meine Ohren: Wie wunderbar, daß ich hören kann.
Ich berühre meine Nase: Wie wunderbar, daß ich riechen kann.

Ich berühre meinen Mund: Wie wunderbar, daß ich schmecken kann.
Ich berühre meine Hände: Wie wunderbar, daß ich spüren kann.

Wir können diese Übung auch durchführen, wenn wir eine Brille tragen oder nicht mehr gut hören, riechen oder schmecken können. Zumindest funktionieren einige Sinne noch einigermaßen und darüber können wir uns freuen.

Sternstunden

Wir erinnern einen Augenblick aus den letzten Tagen oder Wochen, in dem wir uns rundherum zufrieden gefühlt haben, einig mit uns und der Welt. Vielleicht haben wir auf dem Weg zur Arbeit eine Blume gesehen. Vielleicht hat uns jemand im Bus angelächelt. Vielleicht saßen wir am ersten warmen Tag im Jahr für ein paar Minuten in einem Park und haben die Wärme der Sonne genossen. Vielleicht haben wir bei einer Geburtstagsfeier unsere Scheu überwunden und mit anderen zusammen ein Lied gesungen. Vielleicht haben wir eines unserer Lieblingsbücher in die Hand genommen und zwei, drei Zeilen oder einen Vers gelesen. Vielleicht haben wir über ein Problem nachgedacht, und plötzlich ist uns eine einfache Lösung eingefallen. – Wir erinnern eine dieser Sternstunden, einen dieser besonderen Augenblicke so deutlich wie nötig, um das Gefühl zu spüren, das wir damals hatten.

Dann schauen wir, welche Bedingungen an dieser Situation mitgewirkt haben. Waren wir draußen in der Natur oder drinnen im Haus? Waren wir alleine oder mit einer oder mehreren Personen zusammen. Waren wir in Ruhe oder haben wir etwas getan?

Welche Sinne waren besonders beteiligt? Standen bei dem Wohlbefinden Sinnesempfindungen im Vordergrund? Oder ein Gefühl der Verbundenheit mit Menschen oder der Natur? Ein Gefühl der inneren Ruhe und Gelassenheit? Ein plötzliches tiefes Verstehen?

Fragen Sie sich dann: Was kann ich in den nächsten Tagen tun oder lassen, um solche Momente zu fördern? Welche Menschen und Umstände können mich dabei unterstützen.

Fassen Sie jetzt die Übung mit einer Frage zusammen: Was ist mir jetzt aufgefallen? Was hat mich in dieser Übung besonders berührt? Achten Sie auf Schlüsselsätze oder – Schlüsselworte, auf Bilder oder Gefühle, die hochsteigen. Schließen Sie die Übung mit einem Wunsch ab: Möge ich Mut, Kraft und Klarheit entwickeln und aus allen Situationen das Beste machen.

Wertschätzung

Wir denken an all unsere Fähigkeiten und Fertigkeiten, an all das, was wir können, was wir gerne tun, was uns Freude bereitet.

Wir denken an alles, was uns im Leben gelungen ist, was wir genießen können, was uns fördert, inspiriert und stärkt. Wir denken an Probleme, die wir gemeistert haben, an schwierige Situationen, aus denen wir das Beste gemacht haben. Wir denken an Menschen, die uns in der Vergangenheit etwas Gutes getan haben und uns heute immer wieder Gutes tun. Wir denken an Menschen, von denen wir wichtige Dinge gelernt haben.

Aus ganzem Herzen freuen wir uns über all das Gute und Positive in unserem Leben und spüren das Vertrauen, daß wir aus allen Situation das Beste machen können.

Wir denken an ein, zwei Menschen, die uns nahestehen, die wir gut kennen. Wir denken an ihre guten Seiten, ihre Fähigkeiten und Stärken. Wir denken an die Probleme, die sie schon gemeistert haben. Wir denken an das, was sie in diesem Leben schon gelernt haben. Wir denken an ihre Wünsche und Sehnsüchte. Aus ganzem Herzen wünschen wir ihnen alles Glück der Welt. Mögen sie glücklich sein.

Wir können diese Übung zuerst mit Menschen durchführen, die wir verehren, achten und gerne mögen. Mit zunehmender Vertrautheit können wir sie ausdehnen auf Menschen, die wir nur flüchtig oder gar nicht kennen, auf Menschen, die in anderen Ländern wohnen. Zuletzt versuchen wir Gedanken des Wohlwollens und der Liebe für die Menschen zu entwickeln, mit denen wir zur Zeit Schwierigkeiten haben, die wir nicht mögen.

Je offener unser Herz ist, je mehr und je häufiger wir das Gefühl des Wohlwollens anderen Menschen gegenüber spüren, desto leichter wird unser Leben und desto wohler fühlen wir uns.

Eine Verbeugung in Dankbarkeit

Arndt Büssing

Vor einigen Jahren besuchte ich in Südkorea ein buddhistisches Kloster. Vor dem Betreten der Dharma-Halle zieht man die Schuhe aus und verbeugt sich mit vor der Brust zusammengelegten Handflächen: Gassho (japanisch) oder Hapchang (koreanisch). Eine Verbeugung vor der Buddha-Statue. Und eine Verbeugung vor dem Sitzkissen und vor den Mit-Übenden. Und eine Verbeugung beim Rezitieren der Sutren. Und eine Verbeugung vor dem Essen. Eine Verbeugung vor der weißen Wand und vor einem Grashalm.

Früh am Morgen, es war noch völlig dunkel, begegnete mir auf dem Hof des Hwa Gye Sa-Tempels in Seoul ein älterer Mönch der Gemeinschaft. Beide hatten wir das graue Gewand an und begrüßten uns mit einer Verbeugung: Mönch und Laie auf dem gleichen Weg.

Was zuerst als fremd und unverständlich erschien, hat sich als eine tiefgehende Übung erwiesen. Diese einfache Geste der vor der Brust zusammengelegten Hände: Respekt, Dankbarkeit und Bescheidenheit. Es ist nicht einfach nur die äußere Form des sich Verbeugens, Gassho kann ein Weg sein, ein Weg der Dankbarkeit und des Staunens. Wer auch den unscheinbaren Dingen seine Dankbarkeit erweisen kann, erkennt, daß er nicht für sich alleine im Leben steht. Wer anderen Achtung erweist, achtet auch sich selber. Respekt vor der Mühe der anderen, – so vieles, was wir nicht sehen. Es ist nicht selbstverständlich.

Wem erweisen wir wirklich unsere aufrichtige Dankbarkeit und Achtung? Und zeigen wir das? Dies zu überdenken mag ein erster Schritt sein …

Eine Verbeugung ohne viele Worte.

In Dankbarkeit verbeuge ich mich vor meinen Eltern, für all die Liebe und Zuversicht, die sie mir entgegengebracht haben.
In Dankbarkeit verbeuge ich mich vor meinen Lehrern, die mir so viele Wege gezeigt haben.
In Dankbarkeit verbeuge ich mich vor meinem Lebenspartner, der/die mich trägt, – in allen Zeiten.
In Dankbarkeit verbeuge ich mich vor meinen Kindern, für all die Freude, die sie mir geschenkt haben.
In Dankbarkeit verbeuge ich mich vor meinen Freunden, die mich nicht fallen lassen.
In Dankbarkeit verbeuge ich mich vor denen, die ich aus Unachtsamkeit verletzt oder enttäuscht habe; – in Ihren Gesichtern sehe ich die gleiche Enttäuschung, die auch mich quält. Ich werde mich bemühen, Wege der Versöhnung zu finden.
In Dankbarkeit verbeuge ich mich vor allem, was mich umgibt und in mir ist, und vor allem, das es mir erlaubt, mich in Dankbarkeit zu verbeugen und zu versöhnen.

Sterben

Roland Rech

Im Angesicht des Todes anderer Menschen empfinden wir immer ein Geheimnis. Die Fragen «Warum leben einige sehr kurz, andere sehr lang? Warum wird man geboren, warum stirbt man? Ist der Tod endgültig oder gibt es etwas nach dem Tod?» beschäftigen die Menschheit schon seit ihrem Anbeginn.

Aus der Sicht der Lehre Buddhas, die seiner Meditation und seiner Erfahrung entstammt, wird jeder unter den und den Umständen in der und der Situation geboren, in Abhängigkeit von seinem vergangenen Karma mit einer guten oder einer schlechten Gesundheit. Jeder ist Erbe seiner vergangenen Gedanken, Handlungen und Äußerungen. Das Leben ist nicht begrenzt auf diese Existenz. Die Wiedergeburten werden von der Notwendigkeit bestimmt, die Früchte des Karmas zu empfangen, sowohl des guten wie des schlechten.

Aber es ist auch die Fortsetzung des Rades des Lebens, der Verkettung der voneinander abhängigen Ursachen. Was zu einem neuen Leben geboren wird, ist nicht dieselbe Person, die in einem anderen Leben vorangegangen ist, es ist aber auch keine andere Person. Es ist die Fortsetzung des Lebensrades, der Verkettung voneinander abhängiger Ursachen. Insbesondere der Geisteszustand im Augenblick des Todes konditioniert das neue Leben.

So ist die Geburt eines jeden sowohl durch das gesamte vergangene Karma als auch den letzten Bewußtseinszustand bedingt. Sein Karma meistern, ein rechtes Leben führen und seinen eigenen Geist kontrollieren zu können, ist sehr wichtig für eine günstige Wiedergeburt.

Was ist eine günstige Wiedergeburt? – Eine Wiedergeburt in einem Leben, in dem es wirklich möglich ist, zu erwachen, in dem es möglich ist, sich von dieser Verkettung zu befreien, in dem es möglich ist, daß man, selbst wenn man damit fortfährt, wiedergeboren zu werden, nicht mehr aufgrund des Karmas wiedergeboren wird, sondern aufgrund der Kraft des Gelübdes, weiterhin in dieser Welt zu existieren, um allen leidenden Wesen zur Hilfe zu kommen.

Deshalb legt man in der Unterweisung des Zen besonderes Gewicht auf die Frage: «Wie hier und jetzt leben? Wie dieses Leben, diese kostbare Zeit eines Menschenlebens, die kurz oder lang sein kann, nutzen, um den Weg zu verwirklichen, solange man ihn praktizieren kann?» Das Wichtigste ist also: «Wie jeden Tag hier und jetzt leben?» Es ist nicht nötig, seine Zeit damit zu vergeuden, seine früheren Leben zu erforschen oder voller Ungeduld auf ein besseres Leben zu warten. Der wichtigste Punkt ist also, jeden Tag auf eine Weise zu leben, daß man dieses Leben nicht bedauern muß, daß man keine Angst vor dem Tod haben muß.

Das ist die Lehre des Zen, aber auch die des Buddha.

Eines Tages besuchte ein junger Brahmane den Buddha und sagte zu ihm: «Unter den Lebewesen gibt es niemanden, der ohne Angst ist und nicht bebt, wenn er an den Tod denkt.» Buddha antwortete ihm: «Es ist wahr, daß es Lebewesen gibt, die Angst vor dem Tod haben. Aber es gibt auch Lebewesen, die keine Angst vor dem Tod haben. Welche Lebewesen haben Angst, welche haben keine Angst?

Wenn jemand nicht befreit ist von seinen Anhaftungen, seinen Wünschen, seiner Gier, und wenn diese Person dann schwer erkrankt, dann wird sie selbstverständlich denken: ›Unglücklicherweise werde ich mich von diesen Leidenschaften, die ich so sehr mag, trennen müssen.‹ Diese Person wird traurig sein, sich beklagen, einer tiefen Täuschung verfallen und zittern, wenn sie an den Tod denkt. So ergeht es auch denen, die sich nicht von der Anhaftung an ihren eigenen Körper, an alles körperliche Verlangen befreit haben und die Angst davor haben, den Körper aufgeben zu müssen. Und auch den Personen ergeht es so, die den Weg nicht praktiziert haben, den sie hätten praktizieren sollen, die nicht die Zweifel beseitigt haben, die sie hätten beseitigen sollen. Diese Personen werden selbstverständlich ängstlich, wenn sie an den Tod denken.

Es gibt aber auch Personen, die keine Angst vor dem Tod haben. Das sind die, die sich von ihren Anhaftungen, ihrer Gier, ihren Zweifeln befreit haben und vor allem den Weg praktiziert haben, den sie haben praktizieren sollen. Personen, die sich von dem befreit haben, von dem sie sich befreien sollten, und die das verwirklicht haben, was sie verwirklichen sollten, können ohne Bedauern und Angst weiterleben. Sie brauchen nicht zu erbeben, wenn sie an den Tod denken.»

Die Praxis von Zazen ist, sich so zu konzentrieren, daß man sich von dem befreit, von dem man sich zu befreien hat, daß man lernt, sich mit dem Weg in Einklang zu bringen, daß man lernt, jeden Tag, das zu vollbringen, was man zu vollbringen hat, und daß man nicht die kostbare Zeit vergeudet, so daß man nichts bedauern muß.

In diesem Sinn ist ein einziger Tag, an dem man sich mit dem Weg harmonisiert hat, wertvoller als sechzig Jahre, in denen man Täuschungen hinterhergelaufen ist. Denn im Augenblick des Sterbens ist es dies, was zählt.

Wenn Du wüßtest, wie man leidet

Albert Low

Ein Mönch fragte einen Zen-Meister:
«Wie kann ich die Hitze des Sommers
und die Kälte des Winters vermeiden?»
«Gehe dort hin, wo es keine Hitze des Sommers
und keine Kälte des Winters gibt.»
«Und wo ist das?» fragte der Mönch.
«Wenn es heiß ist, schwitze;
wenn es kalt ist, friere»,
antwortete der Meister.

Das ist ein Koan, etwas womit man in der Rinzai-Schule des Zen-Buddhismus arbeitet, ein Weg, um tiefer in das Geheimnis des eigenen Selbst einzudringen.

An einem Koan zu arbeiten hat nichts mit intellektueller Arbeit zu tun. Man sollte nicht versuchen, es intellektuell zu verstehen, man muß mit dem Koan eins werden. Wenn daher der Meister sagt: «Wenn es heiß ist, schwitze; wenn es kalt ist, friere», müssen wir uns fragen, was er mit dieser Antwort beabsichtigte. Wir können eine Antwort auf diese Frage nur finden, wenn wir die gleiche Geisteshaltung erlangen.

Aber vorher müssen wir nach der Geisteshaltung des Mönches fragen. Hatte er sich tatsächlich nur mit dem Problem von Heiß und Kalt beschäftigt? Oder war seine Frage vielmehr, wie man dem Schmerz von Leben und Tod begegnet? Vielleicht verwendete er Hitze und Kälte nur als Metapher für die vielen Ursachen unsere Leidens?

Daß das Leben Leiden ist, ist die grundlegende Lehre des Buddhismus. Es ist die erste der «Vier Noblen Wahrheiten». Und obschon es viele unterschiedliche Richtungen und Schulen im Buddhismus gibt, so fußen sie doch alle auf dieser Wahrheit. Dies ist natürlich im Christentum auch nicht anders. Das erste, was uns in einer Kirche begegnet, ist ein Mann an einem Kreuz, ein Symbol der Wahrheit, daß das Leben Leiden ist.

Der Buddhismus geht auf das Leben und die Lehren von Gautama Siddhartha (Shakyamuni Buddha) zurück. Er lebte vor ungefähr 2500 Jahren in Indien, führte ein behagliches Leben, war glücklich verheiratet und hatte ein Kind. Als verwöhnter Königssohn hatte er alles, was man damals haben konnte. Jedoch erschütterten vier Begegnungen seine Welt: die erste Begegnung war die mit einem kranken Menschen, die zweite mit einem alten Menschen, die dritte mit einem Toten. Diese verstörten ihn zutiefst, und er erstickte beinahe an seiner Angst und dem Entsetzen. Dann hatte er eine vierte Begegnung: mit einem Mönch. Gautama Siddhartha war von dessen heiterer Gelassenheit so beeindruckt, daß auch er einen religiösen Weg einschlagen wollte.

Die Legende der Begegnung Buddhas mit diesen vier Situationen beschreibt einen konkreten Weg, uns zu der Wahrheit zurückzuführen, daß das Leiden, insbesondere Krankheit, Altern und der Tod, das Los aller Menschen ist. Genau wie der Buddha spüren wir alle, daß wir nicht unverwundbar sind; besonders deutlich natürlich, wenn wir krank sind. Dann wissen wir tief im Herzen, daß dem tatsächlich so ist: Das Leben ist Leiden.

Diese Wahrheit wird uns durch die Parabel vom Senfkorn schmerzlich ins Bewußtsein gebracht. Eine Frau ging zu Buddha, um ihn um Hilfe zu bitten. Sie war in tiefer Trauer. Ihr kleines Kind hatte gespielt, als eine Giftschlange herankam.

Es streckte seine Hand aus und wurde gebissen. Nun kam sie mit ihrem toten Kind auf dem Arm und rief zum Buddha, er solle ihr helfen. «Ja», sagte er, «ich kann dir helfen, aber erst mußt du mir ein Senfkorn bringen. Es muß von einem Haus sein, in dem es kein Leiden gibt.» Die Frau suchte und suchte. Und als sie schließlich zu Buddha zurückkehrte, sagte sie: «Ich kann viele Senfkörner finden, aber ich kann kein einziges Haus finden, das kein Leid kennt.» Was soll das schon für eine Hilfe sein, mag man nun denken. Sagt Buddha denn einfach nur: «Kopf hoch, jeder leidet!» Das kann wohl kaum so gemeint sein; wenn doch, hätte der Buddhismus wohl kaum 2500 Jahre überdauert. Was Buddha vielmehr meinte, ist: «Ich könnte dir schon dein Leiden abnehmen, aber wenn ich es täte, würde ich dir auch nehmen, was dich zum Menschen macht.»

Schmerz und Leiden

Wir müssen zwischen Schmerz und Leiden unterscheiden. *Schmerz* ist physisch, hat eine körperliche Grundlage. *Leiden* ist unsere Reaktion auf die Wirklichkeit des Krankseins, Alters und des Todes und auf die Verunsicherung und Verwundbarkeit, der sie uns aussetzen. Wenn wir Schmerzen empfinden, leiden wir. Zuerst kommt der körperliche Schmerz, dann das leidvolle Bewußtwerden des Schmerzes «ICH – verletzt». Ich bin es, der Schmerzen hat: ICH leide. Diese zwei Schmerzen schaukeln sich so lange auf, bis sie unerträglich geworden sind. Dann schreien wir auf.

Als der Mönch seine Frage stellte, fragte er für uns alle: «Wie können wir unserem Leiden begegnen? Wie können wir mit dem Schmerz umgehen, den das Leben mitbringt, wie mit dem Leiden umgehen, das zum Leben dazugehört?»

Wie können wir dem Leiden umgehen?

Der erste Schritt ist, klar zu erkennen, daß das Leben tatsächlich Leiden ist. Leiden ist keine Bestrafung; wir leiden weder auf Grund eines Zufalls, noch können wir andere für unser Leiden verantwortlich machen. Leiden ist weder gut für uns, noch können wir einen Sinn oder eine verborgene Botschaft darin sehen. Wir leiden, weil wir eben Menschen sind.

Nach diesem Schritt müssen wir uns klarmachen, daß unser Leiden eigentlich ein zweifaches Leiden ist. Den ersten Schmerz, den körperlichen, können wir möglicherweise nicht lösen. Es ist der zweite Schmerz, dem wir begegnen müssen; und es ist zumeist dieser Schmerz des «ICH – verletzt», der es unerträglich macht. «ICH – verletzt» ist oft begleitet von der Klage «Wie lange muß ich das alles denn noch ertragen?» Oder: «Das ist ungerecht!», «Warum ich, warum muß denn ich derjenige sein, der leidet?» Was uns leiden macht, ist die Vorstellung, daß ICH es bin, der leidet.

Trennung und Leiden

Papst Johannes Paul II. sagte einmal, daß die Hölle kein Ort sei, sondern das Getrennt-Sein von Gott. Nach christlicher Überlieferung teilen wir alle Adams Schicksal, der aus dem Garten Eden verbannt wurde, weil er Gottes ausdrückliches Verbot mißachtet hatte. Aber man könnte dann fragen: «Wie kannst du sagen, Leiden sei keine Bestrafung? Wurde nicht Adam für seinen Ungehorsam bestraft?» Im Buddhismus gibt es keine derartige Ur-Tragödie. Statt einer Ur-Sünde gibt es im Buddhismus ein fundamentales *Klesa*.[4] Dieses verursacht

---

[4] Im Buddhismus sind damit alle «trübenden Eigenschaften» (z. B. Verwirrung, Zweifel oder Unwissenheit) gemeint, die die Grundlage aller

Schmerz, sowohl den eigenen als auch den Schmerz anderer. Unwissenheit ist das fundamentale *Klesa*. Wir verleugnen unsere Wahre Natur – oder kehren ihr den Rücken zu. Wir werden jedenfalls nicht bestraft oder werden zum Leiden verurteilt, weil wir unwissend sind. Unwissenheit ist schon Leiden. Unwissenheit ist schon Getrennt-Sein, und Getrennt-Sein ist, wie es der Papst richtig sagte, die Hölle. Wenn man sagt, daß Gott Adam verfluchte, so ist das ein dramatische und eindeutige Beschreibung des Leidens, das von der Trennung herrührt. Aber: Adams Ab-Trennung ist doch schon ein Fluch. Warum sollten wir unserer Wahren Natur den Rücken zukehren?

Begierde als Ursache des Leidens

Die zweite grundlegende Wahrheit des Buddhismus ist, daß Verlangen oder Begierde Leiden verursachen. Aber damit ist nicht einfach nur das Verlangen nach einem neuen Hut, einem neuen Haus oder Job gemeint, hiermit ist das begehrliche Verlangen gemeint, existieren zu wollen. Das hört sich ohne Zweifel recht sonderbar an. Ist es denn nicht natürlich, daß man leben möchte? Ja klar – und deshalb ist es auch natürlich, zu leiden. Es ist nicht so sehr die Frage, ob es natürlich ist, als vielmehr, ob es überhaupt eine Alternative gibt. Vom biologischen Standpunkt aus ist es unsere Natur, leben zu wollen, überleben zu wollen. Trotzdem: Gäbe es denn eine spirituelle Alternative?

Bevor wir dieser Frage nachgehen, müssen wir festhalten, daß unser Verlangen zu leben nicht einfach nur der Wunsch ist, dieses Leben zu leben. Es ist das Verlangen nach dem abso-

unheilsamen Handlungen bilden und so das «Erwachen» verhindern und der Menschen an den Kreislauf der Wiedergeburten binden.

luten Leben, ein Verlangen nach Unsterblichkeit, der Wunsch, für immer zu existieren. Viele Religionen versprechen, daß diese Begierde zu befriedigen ist und daß wir letztendlich in einem Himmel für immer leben werden. Aber fragen wir uns doch einmal ernsthaft: Wenn wir so begierig danach sind zu leben, wonach sehnen wir uns denn dann wirklich?

Existieren heißt, außerhalb zu sein

Das Wort «Existieren» besteht ursprünglich aus zwei lateinischen Wörtern: *ex* und *sistere*. Ex heißt heraus, außen, außerhalb. *Sistere* bedeutet Stehen. Existieren bedeutet also: außerhalb von etwas zu stehen, «draußen» zu sein. Wenn wir uns also danach sehnen, zu existieren, wollen wir eigentlich außerhalb stehen. Aber außerhalb wovon? Wir wollen außerhalb von uns selbst stehen.

Der Ausdruck «außerhalb von etwas stehen», oder einfacher «außerhalb zu sein», hat eine andere, tiefergehende Bedeutung. Er meint auch: außerhalb vom gewöhnlichen Dasein zu sein, etwas Besonderes zu sein, der Beste, der Einzige. Er meint auch: Als der Beste *bekannt* zu sein, – einzigartig zu sein. Herausragend zu sein, gibt dem Verlangen zu leben, eine absolute Qualität. Man kann sagen, daß alle existieren möchten und, indem man diesen Wunsch hat, auch herausragend sein möchten. Tatsächlich haben nicht nur Menschen diesen Wunsch. Katzen und Hunde, Pferde und Elefanten, Insekten und Fische, sie alle wollen existieren, überleben, und wollen «außerhalb stehen». Dies sieht man schon an den Revierstreitigkeiten der Tiere. Sogar zwei Käfer fangen an zu kämpfen, wenn sie sich begegnen: jeder versucht den anderen auf den Rücken zu drehen.

Dieses Verlangen, außerhalb von uns selbst zu stehen, beschreibt das, was im Buddhismus als *Unwissenheit* bezeichnet wird. Wir wissen nichts von unserer Wahren Natur. Ein anderer Weg, all das zu betrachten, ist das «Errichten eines Idols», die Vergötterung. Vergötterung meint, ein Stückchen zu nehmen und zu behaupten, daß dies das Ganze sei. Wie das Volk, das das Goldene Kalb anbetete, behaupten wir, daß *diese* besondere «Form» das Ganze sei, daß diese Form Gott selber sei. Das Wort Idol, das Vor-Bild, der Götze, kommt aus dem Griechischen (*eidos*) und bedeutet Form. Wenn wir zu leben wünschen, wollen wir für immer in einer bestimmten «Form» weitermachen. Diese «Form» könnte ein Körper sein oder eine Seele oder eine bestimmte Persönlichkeit. Wenn wir das tun, so kehren wir unserer Wahren Natur den Rücken zu; wir verleugnen unsere Wahre Natur, weil unsere Wahre Natur über die «Form hinausgeht». Indem wir ihr den Rücken zukehren, begehen wir die Sünde der Ab-Trennung; – und deshalb leiden wir.

Warum wollen wir existieren?

Die meisten werden denken, das sei eine recht sonderbare Frage. Die Anwort scheint so selbstverständlich zu sein, daß die Frage wohl überflüssig ist. Ich will existieren, weil mein ganzes Vergnügen und mein Spaß von meiner Existenz herrühren. Aber stimmt das wirklich? Ist dies wirklich immer der tatsächliche Grund, warum wir leben wollen? Warum begehen dann so viele Menschen Selbstmord? Und was ist dann diese Wahre Natur, der wir den Rücken zukehren?

Hierfür müssen wir uns zwei Voraussetzungen klarmachen, die zwar auf den ersten Blick als gleich erscheinen, tatsächlich aber völlig unterschiedlich sind: nicht sterben wollen und Angst haben vor dem Tod. Man will nicht sterben. Das Leben ist herrlich. Es ist voller Überraschungen, Vergnügen und Freude. Es ist wahr, daß das Leben Leiden ist, aber die

Freude am Leben ist den Preis des Leidens wert. Aber dann ist da noch die Angst vor dem Tod. Was ist diese Angst vor dem Tod?

Es ist die Angst vor der Auslöschung, die Angst, daß das ICH zu Nichts wird. Aber was wird zunichte gemacht? Wenn man sicher sein könnte, daß das ICH nicht sterben wird, obwohl der Körper vergeht, würde man sich dann auch so sehr um den Tod sorgen? Die Angst vor dem Tod ist die Angst vor dem Verlust des ICH. Sonderbar ist dann nur, daß man dieses ICH jede Nacht freiwillig dem Vergessen anheimgibt. Selbstverständlich geschieht das ja im Vertrauen darauf, daß man das ICH jeden Morgen wiederfindet. Dennoch übergibt man es der Nacht – und zwar freiwillig. Wenn wir es tatsächlich freiwillig dem «Vergessen» überlassen, ist das ICH dann wirklich so wichtig? Ist das nicht ein Widerspruch in sich? Was wir jede Nacht so bereitwillig beiseite schieben, ist uns aber immer noch so wichtig, daß wir allein beim bloßen Gedanken an seinen Verlust in Panik geraten.

Der Widerspruch wird deutlicher, wenn wir uns klarmachen, daß viele Menschen Selbstmord begehen, wenn die Integrität des ICH bedroht ist. Sie töten das ICH, um das ICH zu beschützen. Während der Wirtschaftskrise von 1929 töteten sich viele Menschen, weil sie ihr all Vermögen verloren glaubten und es einfach nicht ertragen konnten, ohne Geld zu leben. Viele Krieger würden sich eher umbringen, als ihre Ehre zu verlieren. Aber was ist Ehre, wenn nicht die Integrität des ICH.

Jesus sagte: «Wahrlich, wahrlich, ich sage euch, wenn nicht das Weizenkorn auf die Erde fällt und stirbt, bleibt es allein; aber wenn es stirbt, bringt es reiche Frucht. Derjenige, der sein Leben liebt, wird es verlieren, und der derjenige, der sein Leben in dieser Welt nicht liebt, wird es um eines ewigen Lebens willen erhalten.» Dieses Korn, von dem Jesus sprach, ist eben dieses ICH.

Was wir am meisten fürchten, das müssen wir angehen. Wir lieben dieses ICH so sehr, daß wir die meiste Zeit unseres Lebens darauf verwenden, es zu hegen und pflegen. Wir weihen unser Leben einem bestimmten Grund, einer Fahne, einer Ideologie, einem Land, einem Besitz oder einer anderen Person; und wenn wir das tun, dann wird der Grund, die Fahne, die Ideologie, das Land, der Besitz und so weiter wertvoll. Auch das wird dann einzigartig, etwas Besonderes, Abgetrenntes und Überragendes. Die Macht, die von dieser Investition herrührt, kann man daran erkennen, daß wir kurz davor waren, unseren Planeten zu zerstören, nur um die Beteiligung des «ICH» an Konstrukten wie «Demokratie» auf der einen Seite und «Kommunismus» auf der anderen Seite zu schützen.

Wer bin Ich?

Und wieder: Warum wollen wir existieren? Warum fürchten wir uns, zu sterben? Die Antwort liegt in der Frage: «Wer oder was ist ICH?» Für viele Religionen ist diese Frage die Grundlage für eine spirituelle Praxis. Ramana Maharshi (1879–1950), Nisargadatta Maharaj (1897–1981) und auch die Upanishaden[5] haben diese Frage empfohlen. Papst Johannes Paul II. sagte in seiner Enzyklika «*Fides et Ratio – Über das Verhältnis von Glaube und Vernunft*», daß sich alle Christen eben dieser Frage stellen müßten. Im Zen-Buddhismus tritt diese Frage als ein Koan auf: «Wie sah dein Gesicht aus, bevor deine Eltern geboren wurden?»

---

[5] Die Upanishaden (ca. 800–500 v. Chr.) enthalten die Grundthemen der indischen Philosophie, die später ausgebaut wurden: die Lehre von Karma und Wiedergeburt und der Einheitsgedanke der Gleichsetzung von Brahman (das Absolute, der Urgrund allen Seins) und Atman (das Wahre Selbst des einzelnen, im Sinne seines eigenen Wesens).

Wenn wir das ICH einmal näher untersuchen, sehen wir, daß es kein einfach zu beschreibendes «Ding» ist. Es ist vielmehr etwas sehr Komplexes. Eine Zen-Nonne sagte: «Ich kann das Unkraut nicht jäten, denn wenn ich es täte, würde ich ja auch die Blume jäten.» Ein Idol, ein Götze ist nicht nur einfach eine «Form». Es ist die «Form» von Gott. Man muß Gott kennen, um sich ein Abbild zu schaffen. Das ICH ist der Götze des Menschen im Westen. Aber wir können dieses Unkraut nicht einfach ausreißen. Denn wenn wir es täten, würden wir auch die Blume ausreißen. Die «Form» ist irgend etwas. Moderner Götzendienst ist: «Ich bin etwas.» «Ich bin etwas» ist falsch. Es ist wie Unkraut. Aber wir können es nicht ausreißen, weil wir auch die Blume vernichten würden. Die Blume ist «Ich bin». «Ich bin» ist nicht irgend etwas. «Ich bin» *ist wissen*, und *wissen* ist ohne Anfang und ohne Ende. *Wissen* ist nicht abhängig von einem Körper, obschon es die «Formen» des Wissens natürlich sind.

Das Koan

Wir sagten, daß wir uns über die Geisteshaltung des Mönches im klaren sein müssen, als er seine Frage stellte: «Wie kann ich die Hitze des Sommers und die Kälte des Winters vermeiden?» Wie kann ich das Leiden vermeiden? Nun sehen wir, daß es das ICH ist, das vom Leiden, welches die Ursache des Leidens selber ist, befreit sein will. Der Geist des Mönches ist in Verwirrung, im Schmerz, im Dunklen. Er versucht den Schmerz zu vermeiden, indem er das ICH zu schützen sucht. Die einzig wahre Lösung ist, wie Christus sagte, daß das ICH sterben muß. Es ist wie ein Dorn im Fuß: – du wirst ihn doch auch nicht im Fuß belassen. Aber, wie es die Zen-Nonne erklärte: «Ich kann das Unkraut nicht jäten, denn wenn ich es täte, würde ich ja auch die Blume ausreißen.» Es ist nicht einfach eine Frage des ICH-Tötens. Viele spirituelle Schulen befürworten das Töten des ICH durch Askese. Es bleibt dann entweder ein spiritueller Zombie übrig oder jemand, der noch stolzer und eingebildeter ist als zuvor.

Die Frage «Wie muß ich dem Leiden begegnen?» ist als Koan gestellt, denn die Antwort ist nicht so offensichtlich. Seit Descartes (1596–1649), der nur das für wahr hielt, was ähnlich den Methoden der Mathematik logisch gefolgert werden konnte, sind wir der Meinung, daß jede Frage klar und eindeutig sein kann und daß jede Antwort ebenfalls klar und eindeutig sein muß. Aber die Fragen nach dem Leben und Tod sind weder klar, noch eindeutig, – Blumen und Unkraut vermischen sich. Solche Fragen fangen da an, wo die Wissenschaft ihre Grenzen hat. Um ein Koan zu «lösen», muß man über die Logik hinausgehen, über die Eindeutigkeit des Ja und Nein hinaus. Man muß durch das «Ich bin» zu seiner Wahren Natur zurückkehren.

Der Meister sagt: «Gehe dort hin, wo es keine Hitze des Sommers und keine Kälte des Winters gibt.» Du mußt über das Leiden hinausgehen, über den Dualismus. Das ICH, daß dem DU, der «Welt», «Gott», dem Körper, tatsächlich allem gegenübergestellt ist, muß aufgegeben werden. Anstelle der Zweiheit herrscht Einheit. Aber wo soll der Ort sein, an dem die Hitze des Sommers und die Kälte des Winters nicht ist?

Wie schon erwähnt wurde: Um diese Frage beantworten zu können, müssen wir die gleiche Geisteshaltung wie der Meister einnehmen. Welches ist diese «Geisteshaltung»? Eine Antwort kann nur durch Meditation und Gebete kommen. Aber lassen wir uns zuerst schauen, welche Hinweise uns in die richtige Richtung bringen. Jemand fragte einmal einen Meister: «Was ist deine Lehre?» Der Meister antwortete: «Unermeßliche Leere und nichts, das heilig genannt werden könnte.» Wir müssen über alle Dinge hinausgehen, über alle Formen und Idole, über diese Idee aller Ideen vom ICH. Das heißt nicht, daß wir eine leere Welt betreten sollen, eine Welt des Nichts oder der Auslöschung. Es ist eine Welt jenseits der Abtrennung und Teilung. Ein anderer Meister sagte: «Das Gluckern des Stromes und das Seufzen des Windes sind die Stimme des Meisters. Das Grün der Kiefer und das Weiß des Schnees sind die Farben des Meisters, der die Hände hebt, die Beine bewegt, sieht, hört.»

Wieder ein anderer Meister sagte:

Der Mond ist immer noch derselbe alte Mond.
Die Blumen sind nicht anders.
Aber nun sehe ich,
daß ich die Dingheit aller Dinge bin.

Mit diesen Hinweisen im Kopf müssen wir über die Geisteshaltung des Meisters meditieren. Ich bin nicht irgend etwas. Es ist dieses Irgend-Etwas, das sterben muß. Alle «Formen» sind von allen anderen «Formen» abhängig. Alle «Formen» kommen ins Sein, bestehen und verlassen es dann. Sie werden geboren, existieren und sterben. Aber ich bin keine «Form». Es ist wie eine Ansammlung von Pfützen. Alle kommen mit dem Regen ins Sein. Sie bleiben für einige Zeit, und dann trocknen sie weg. Jede einzelne von ihnen spiegelt den Mond wider, den ganzen Mond. Aber auch wenn sie ausgetrocknet sind, bleibt der Mond doch unverändert und unbeschadet bestehen.

Aber der Mönch fragte: «Wo soll das sein, der Sommer, der nicht heiß ist, und der Winter, der nicht kalt ist?» Der Meister antwortete: «Wenn es heiß ist, schwitze; wenn es kalt ist, friere.» Haben wir denn eine andere Wahl, als zu schwitzen, wenn es heiß ist, zu frieren, wenn es kalt ist? Ja, natürlich, wir können uns darüber beklagen, wir können Einspruch erheben und Widerstand leisten. Kurz, wir können leiden.

Wenn du wüßtest, wie man leidet

In den apokryphen Evangelien, einer Sammlung von Schriften der christlichen Tradition, die als nicht-authentische Schriften abgelehnt wurden, findet sich die «*Hymne Jesu*». Hierin heißt es: «Wenn du wüßtest, wie man leidet, würdest du die Kraft haben, nicht zu leiden.» Der Meister sagt nicht, wir sollten das Leiden akzeptieren. Wir akzeptieren nur, was man nicht ändern kann. Was der Meister sagte, ist: «Lerne, wie man leidet.» Wir wissen aber nicht, wie man leidet. Wir leiden unbewußt, mechanisch. Es ist wie ein unvermeidbarer Reflex. Wissen, wie man leidet, ist bewußtes Leiden. Absichtlich zu leiden ist Einswerden mit dem Leiden, sich nicht abtrennen von dem Leiden. Durch das Abtrennen leiden wir. Durch die Trennung wird das ICH geboren; und wenn das ICH geboren ist, wird auch die «Welt der zehntausend Dinge» geboren, unermeßliche Leere wird zertrümmert und das Leiden wird unser Los. Unser Kampf, das Leiden zu vermeiden, schafft neues Leiden.

Unsere Wahre Natur ist eins, gänzlich, vollkommen. Ihr Symbol im Zen ist der Vollmond. Liebe und Dankbarkeit sind ihr Ausdruck. Wenn wir unserer Wahren Natur den Rücken zukehren, erleiden wir die Qualen der Verbannung und müssen durch Hitze und Kälte hindurch, suchen hier und dort, um unsere Heimat wiederzufinden. Wir verlieren den Kontakt mit uns selber und Liebe und Dankbarkeit vertrocknen. Liebe wird zu Mögen und Nicht-Mögen, Wollen und Nicht-Wollen. Dankbarkeit verliert sich in einer Verwirrung aus Ansprüchen und Erwartungen, Forderungen und Bedürfnissen. Die Welt wird steril und tot, wertloses Ödland. Wir sehnen uns nach dem lebendigen Wasser, wir sehnen uns danach, von den Flammen der Hölle erlöst zu werden. «Wie» schreien wir, «können wir von der Sommerhitze und der Winterkälte befreit werden?»

Oder wie der Dichter T. S. Eliot sagte:

Die einzige Hoffnung, oder sonst Verzweiflung,
liegt in der Wahl zwischen dem Scheiterhaufen und dem Scheiterhaufen,
um vom Feuer durch das Feuer erlöst zu werden.

Wenn Du wüßtest, wie man leidet, würdest du die Kraft haben, nicht zu leiden.

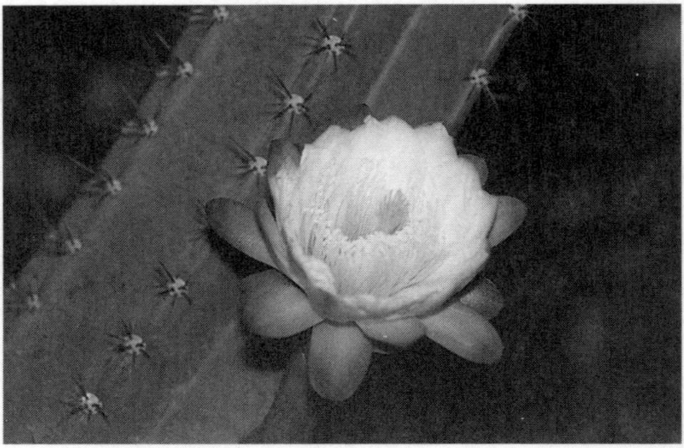

Der Große Weg ist direkt vor deiner Tür

Seung Sahn

Dein Körper hat Leben und Tod, aber dein Wahres Selbst geht über Leben und Tod hinaus. Was ist also das Wahre Selbst? Existiert es oder nicht? Wenn du sagst, es existiert, wo ist es dann? Wenn du sagst, es existiert nicht, was liest dann diese Worte? Beide Antworten sind nicht vollkommen. Warum? KATZ![6] Laßt alles los, legt das alles beiseite. Der Große Weg ist direkt vor der Tür.

Frage: Das «Ziel» der Zen-Praxis ist das Erwachen (Satori). Patienten mit chronischen Erkrankungen, die mit der Praxis des Zazen beginnen wollen, fangen vielleicht mit Zazen als «Meditations-Technik» an und haben gar nicht den Anspruch, ein Erwachen zu erlangen. Das ist wohl auch in Ordnung. Das ist ihre Situation. Aber was passiert hierbei auf der «spirituellen Ebene»? Was bedeutet dieses Anfangen für Tumorpatienten?

Sehr wichtig ist, daß die Patienten, die mit der Praxis der Meditation anfangen, ein Versprechen ablegen, daß sie, auch wenn sie in diesem Leben keine «Erleuchtung» erlangen oder den Bodhisattva-Weg gehen können, mit der Praxis der Meditation in ihrem nächsten Leben fortfahren. Wenn dieses Gelübde stark ist, dann werden sie als eine Person in einem Land wiedergeboren, in dem der Buddha-Dharma, die Buddha-Lehre, gelehrt und praktiziert wird, sie werden große Lehrer treffen und die Möglichkeit haben, das Erwachen zu erlangen und alle Lebewesen vom Leiden zu befreien.

---

[6] KATZ! (koreanisch) ist ein traditioneller Bauchschrei und wird benutzt, um das unterscheidende Denken «abzuschneiden». Dieser Schrei liegt vor dem wertenden Denken.

Und wenn man diesen Geist verwirklicht, der leer und klar ist wie der Raum, dann gibt es kein Leben und keinen Tod. Wenn man seine Wahre Natur verwirklicht, ist sie klar wie der Raum, klar wie ein Spiegel. Dann kann man friedlich sterben, und das große Versprechen kann der Seele zu einer Wiedergeburt als Bodhisattva verhelfen. Sogar wenn man in einem nicht-menschlichen Körper geboren wird oder unter schwierigen Umständen inmitten von Leuten, die einem nicht freundlich gesonnen sind, kann ein starkes Versprechen diese Geburt oder Situation in eine Bodhisattva-Geburt und eine Bodhisattva-Situation lenken. Daher ist das Wichtigste ein Gelübde oder eine klare Entscheidung. Dieses Versprechen rührt her von einem tiefen Schauen in die große Frage «Wer bin ich» und von dem Aufrechterhalten des «Weiß-nicht-Geistes», immer und überall. Das ist richtige Zen-Praxis und richtiges spirituelles Wachsen.

Im großen Werk des Lebens und des Todes
wartet die Zeit nicht auf Dich.
Wenn Du morgen stirbst,
welchen Körper wirst Du bekommen?
Ist das nicht alles sehr wichtig?
Beeile Dich! Beeile Dich!
Blauer Himmel und grünes Meer
sind des Buddhas ursprüngliches Gesicht.
Das Geräusch des Wasserfalls und das Singen des Vogels
sind die großen Sutras.
Wohin gehst Du?
Achte auf Deine Schritte.
Wasser fließt in das Meer.
Wolken ziehen am Himmel.

Verborgenes

Licht gefunden
nicht geboren
abgefallen
nicht verloren
aufgefangen
nicht gestorben
eingewoben
neues Kleid

Arndt Büssing

Autoren

Niklaus Brantschen, Jesuit und Zen-Lehrer, ist Direktor des *Lassalle-Hauses Bad Schönbrunn*, Zentrum für Spiritualität und soziales Bewußtsein, in Edlibach bei Zug in der Schweiz. Niklaus Jinshu Brantschen Roshi ist Autor mehrerer Büchern über Meditation und Fasten, u.a. *Der Weg ist in Dir. Anregungen zur Meditation*, Benziger-Verlag; *Fasten neu erleben. Warum, wie, wozu?* Herder-Verlag; *Du selbst bist die Welt. Spiritualität und sozial-politisches Engagement*, Benziger-Verlag; *Nicht vom Brot allein. Unterwegs für Gerechtigkeit und Frieden*, Benziger-Verlag; *Erfüllter Augenblick. Meditationen für den Alltag*, Herder-Verlag.

Dr. Arndt Büssing wurde 1962 in Düsseldorf geboren, ist verheiratet und hat zwei Kinder. Er ist Arzt und arbeitet als Immunologe in der Krebsforschung Herdecke e.V. am Gemeinschaftskrankenhaus Herdecke. Er beschäftigt sich seit Jahren mit der Wirkung von Mistelextrakten auf das Immunsystem von Tumorpatienten. Eine Aufenthalt im *Seoul International Zen Center* während einer Vortragsreise nach Südkorea war Anlaß, im *Zen-Zentrum Solingen* weiter zu sitzen. Er ist Herausgeber der Kinderlieder-Kassetten *Drachentrostlieder für (krebs-)kranke Kinder* und *Zaubervogellieder*.

Tenzin Gyato, der 14. Dalai Lama von Tibet, wurde 1935 im Nordosten Tibets geboren und im Alter von zwei Jahren als Reinkarnation seines Vorgängers erkannt. Er gilt als Manifestation von Chenresi (Avalokitesvara), dem Bodhisattva des Mitleids, und ist spirituelles und politisches Oberhaupt Tibets. Seit der Besetzung des Landes durch China lebt er im indischen Exil. 1989 wurde ihm der Friedensnobelpreis verliehen. Er veröffentlichte zahlreiche Bücher, unter anderem *Das Herz aller Religionen ist eins,* Hoffmann u. Campe; *Die Vier Edlen Wahrheiten,* Kösel-Verlag; *Tod und Unsterblichkeit im Buddhismus,* Herder-Verlag; *Zeit des Friedens,* Herder-Verlag; *Die Weisheit des Herzens,* Goldmann-Verlag; *Der Mensch der Zukunft,* O. W. Barth-Verlag.

Dae-Haeng Keun Sunim ist Gründerin und geistiges Oberhaupt des *Hanmaum Seon Zentrums*. Im Jahre 1926 wurde sie als Tochter eines hochrangigen Offiziers der kaiserlichen koreanischen Armee geboren und erlebte im Alter von sechs Jahren, wie ihre Familie unter der japanischen Kolonialherrschaft enteignet wurde und fortan in Hunger und äußerster Armut leben mußte. Nach ihrer Ordinierung zur buddhistischen Nonne durch Zen-Meister Han-Am, lebte sie mehr als zwölf Jahre als Einsiedlerin in den bergigen Wäldern im Nordosten Südkoreas. Später zog Dae-Haeng Keun Sunim in die bei Seoul gelegene Stadt Anyang, wo sie 1972 das *Hanmaum Seon Zentrum* gründete. Inzwischen gibt es 15 weitere Tochterklöster in Korea, eines in Thailand, vier in den USA, zwei in Argentinien, eines in Kanada und eines in Deutschland.

Dr. Joan Halifax ist buddhistische Lehrerin und Anthropologin. Sie gründete 1979 die *Ojai-Stiftung* und 1990 das *Upaya-Zen-Zentrum* in Santa Fe, New Mexico, und arbeitet dort an Projekten zur Sterbebegleitung und zur Betreuung Strafgefangener. Joan Jiko Halifax Roshi wurde 1976 von Zen-Meister Seung Sahn ordiniert, erhielt 1990 die Übertragung von Zen-Meister Thich Nhat Hanh und 1999 die volle Dharma-Übertragung von Bernie Glassman Roshi. Sie ist außerdem Gründungs-Lehrerin des *Zen Peacemaker Ordens*. Joan Halifax ist Autorin mehrerer Bücher, u.a. *Die andere*

Wirklichkeit der Schamanen. Erfahrungsberichte von Magiern, Medizinmännern und Visionären, H. Nietsch Verlag; *Die Begegnung mit dem Tod* (mit Stanislav Grof), Klett-Kotta; *Being with Dying: Twelve Key Practices,* Sounds True.

Albert Low wurde 1928 in England geboren, ist verheiratet und hat 3 Kinder. Er studierte Philosophie und Psychologie. 1966 wurde er Schüler von Philip Kapleau Roshi und war von 1976–1979 Mitarbeiter des *Rochester Zen-Zentrums.* Seit 1979 ist er Leiter des *Montreal Zen-Zentrums.* Albert Low beendete seine formelle Ausbildung 1986 und erhielt die Übertragung als Zen-Lehrer. Er ist Autor mehrerer Bücher, u. a. *Wo bist du, wenn ein Vogel singt? Kommentare zum Mumonkan,* Theseus-Verlag; *Zen and the Sutras,* Charles Tuttle Publishing; *To Know Yourself,* Charles Tuttle Publishing, *Zen and Creative Management,* Charles Tuttle Publishing; *The Iron Cow of Zen;* Charles Tuttle Publishing; *Invitation To Practice Zen,* Charles Tuttle Publishing; *The Butterfly's Dream: In Search of the Roots of Zen,* Charles Tuttle Publishing.

Heinz-Jürgen Metzger wurde 1952 in Landau/Pfalz geboren. Nach dem Studium der Germanistik und Soziologie unterrichtete er 20 Jahre lang an einem Gymnasium. 1985 führte ihn eine vielwöchige Reise mit dem Fahrrad bis nach Helsinki, von dort aus mit dem Zug bis nach Moskau und dann mit der Transsibirischen Eisenbahn bis zum Japanischen Meer. Sein Japanaufenthalt brachte ihn in Kontakt mit dem Zen-Buddhismus, und er begann innerhalb der *Association Zen Internationale* Zazen zu praktizieren. 1989 erhielt er von Zen-Meister Roland Rech, dessen deutscher Dolmetscher und Übersetzer er wurde, die Laien- und 1991 die Mönchs-Ordination. 1997 wurde er von Bernie Glassman Roshi in den *Zen Peacemaker Orden* aufgenommen. Mehrere Jahre lang leitete

Heinz-Jürgen Metzger das *Zen-Zentrum Solingen.* 1999 wurde er in den Rat der *Deutschen Buddhistischen Union* (DBU) gewählt. Er koordiniert die Arbeit der *Peacemaker Gemeinschaft* in Deutschland und auf europäischer Ebene und ist Herausgeber des Buches *Radikaler Optimismus. Frauen lehren das Dharma,* Zen Zentrum Solingen.

Fumon S. Nakagawa, 1947 in Kyoto geboren, ist Zen-Meister in der von Meister Dogen gegründeten Soto-Tradition und Mitglied des Ordens *Interbeing* von Thich Nhat Hanh. Seine Zen-Ausbildung erhielt er bei Sakai Roshi und Kawase Roshi und seine Klosterausbildung im Tempel *Eiheiji* in Fukui. Fumon S. Nakagawa Roshi studierte Philosophie und Buddhologie in Tokio und lebt seit 1979 als offizieller Auslandsbeauftragter der japanischen Soto-Schule in Deutschland. Er ist Abt des Tempels *Shinryu-An,* Tokio, spiritueller Leiter des Stadttempels *Jikishin-kai* in München und des Zen-Zentrum Eisenbuch, *Daihizan Fumonji.* Er ist Autor des Buches *Zen, weil wir Menschen sind,* Theseus-Verlag.

Roland Rech wurde 1944 geboren und wurde 1972 Schüler des Zen-Mönches Taisen Deshimaru. Nach dessen Tod war er von 1982–1996 Vorsitzender der *Association Zen Internationale.* 1984 erhielt er die Dharma-Übertragung von Niwa Rempo Zenji und ist seit 1982 einer der Hauptverantwortlichen für die Weitergabe der Lehre, wie sie von Taisen Deshimaru unterwiesen wurde. Seit 1996 lebt Zen-Meister Roland Yuno Rech in Nizza. Er ist Herausgeber der Bücher *Zen-Mönch in Europa,* Werner Kristkeitz-Verlag; *Zen, l'évail au quotidien,* Actes sud und *Voies d'Evail,* Edition Yunokusen.

Seung Sahn (Dae Soen Sa Nim; Soen-sa) wurde 1927 in Nord-Korea geboren und wuchs in einem christlichen Elternhaus auf. 1949 erhielt er seine Dharma-Übertragung von

Zen-Meister Ko Bong und ist nun der 78. Patriarch des koreanischen Chogye-Ordens. Er war der erste koreanische Zen-Meister, der im Westen lehrte. In den USA gründete er das *Providence Zen Zentrum* und mehr als 60 weitere Zentren weltweit. Dae Soen Sa Nim veröffentlichte mehrere Bücher, u.a. *Buddha steht Kopf*, Verlag J. Kamphausen; *Compass of Zen*, Shambala Publications; *Only Don't Know: The Teaching Letters of Zen Master Seung Sahn*, Shambhala Publications; *Bone of Space. Poems by Zen Master Seung Sahn*, Primary Point Press; *The Whole World is a Single Flower: 365 Kong-Ans for Everyday Life*, Tuttle Publishing.

Dagmar Doko Waskönig stieß Ende der 70er Jahre über die Praxis des Yoga und die makrobiotische Kochkunst zum Zen. 1982 gründete sie zusammen mit anderen in Hannover eine erste Zen-Gruppe, das spätere *Zen Dojo Shobogendo*, dessen Leitung seit Ende 1983 in ihren Händen liegt. 1986 erhielt sie von Taiten Guareschi Roshi in Italien die Ordination und nachfolgend in dessen Zen-Kloster *Shobozan Fudenji* in Salsomaggiore eine umfassende traditionelle Ausbildung im Soto-Stil. Einige Jahre wirkte sie dort als Direktorin des sechsjährigen Studienprogrammes «Philosophie und Geschichte des Buddhismus»und wurde währenddessen von Taiten Guareschi Roshi autorisiert und aufgefordert zu lehren. Ein durch das Studium des Buddhismus verstärktes Interesse führte zu ihrem Engagement in der DBU, wo sie Ratsmitglied und Redakteurin der Zeitschrift *Lotusblätter* ist.

Dr. Randall Weingarten wurde 1942 geboren und arbeitet als Professor für Psychiatrie am Stanfort Medical Center, USA. Er ist verheiratet und hat zwei erwachsene Kinder. Seit vielen Jahren ist er als Mitglied der *Urasenke Tee-Schule* in die Unterweisung des Tee-Weges am *Green Gulch Farm & Zen-Zentrum* involviert.

Michael Wenger ist Psychologe und wurde 1947 in Brooklyn, New York, geboren. Er arbeitete seit 1972 am *San Francisco Zen-Zentrum* in verschiedenen Bereichen, so in der Küche, im Garten, im Büro und in der Meditationshalle, und bekleidete am Zen-Zentrum sieben Jahre lang das Amt des Präsidenten. Er ist gegenwärtig Dekan der *Buddhist Studies* am *San Francisco Zen-Zentrum*. Dai Ryu Michael Wenger erhielt 1999 die Dharma-Übertragung von Sojun Mel Weitsman. Michael Wenger ist verheiratet, hat einen 13 Jahre alten Sohn und Schuhgröße 46. Er ist Autor von *33 Finger. A Collection of Modern American Koans*, Clear Glass Publishing, und hat zusammen mit Sojun Mel Weitsman die Vorträge von Shunryu Suzuki Roshi unter dem Titel *Leidender Buddha – glücklicher Buddha*, Theseus-Verlag, herausgegeben.

Sylvia Wetzel, Jahrgang 1949, war ursprünglich Gymnasiallehrerin und arbeitet seit 1973 in der außerschulischen Jugend- und Erwachsenenbildung. Die Politologin, Publizistin und Autorin befaßt sich seit 1977 mit buddhistischer Meditation, vor allem der tibetischen Tradition, lebt in Brandenburg und unterrichtet Entspannung, Meditation und Buddhismus. Sie ist Autorin mehrerer Bücher, u. a. *Das Herz des Lotos. Frauen und Freiheit*, S. Fischer-Verlag; *Hoch wie der Himmel, tief wie die Erde. Ratgeber für schöne und schwere Zeiten*, Theseus-Verlag.

Adressen

Wenn Sie einmal in einer Gruppe unter Anleitung üben wollen, aber nicht wissen, welche Angebote es in Ihrer Nähe gibt, dann können Sie sich an die Deutsche Buddhistische Union (DBU) wenden, die Ihnen gerne weiterhilft:

DBU-Geschäftsstelle
Amalienstr. 71, 80799 München
Fon 0 89 / 28 01 04
Fax 0 89 / 28 10 53

Oder Sie wenden sich an die Zentren der deutschsprachigen Autoren:

Zen-Dojo Shobogendo
Drostestr. 8, 30161 Hannover
Fon 05 11 / 86 48 71 & 3 94 17
Fax 05 11 / 3 94 17 56

Hanmaum Seon-Zentrum
Broicherdorfstr. 102, 41564 Kaarst
Fon 0 21 31 / 96 95 51
Fax 0 21 31 / 96 95 52

Zen-Zentrum Solingen
Grünewalder Str. 68, 42657 Solingen
Fon 02 12 / 5 29 80
Fax 02 12 / 49 93 26
Zen-Zentrum Eisenbuch Daihizan Fumonji

Eisenbuch 7, 84567 Erlbach
Fon 0 86 70 / 98 68 20
Fax 0 86 70 / 98 68 21

Lassalle-Haus Bad Schönbrunn
CH-6313 Edlibach/Zug
Fon + 41 / (0)41 757 14 14
Fax + 41 / (0)41 757 14 13

Wenn Sie sich für den Tee-Weg interessieren:

Ulrich Haas Soshiki
Urasenke Foundation – Niederlassung Freiburg
Wildtalstr. 81, 79108 Freiburg
Fon 07 61 / 5 70 71
Fax 07 61 / 5 70 72

Wenn Sie sich für japanisches Räucherwerk interessieren:

Cornelia Schütt, Kaïnata
Japanischer Räucherduft
Hohenzollernring 26, 22763 Hamburg
Fon 0 40 / 39 76 49
Fax 0 40 / 39 78 81

Quellen-Verzeichnis

Der Beitrag von Dae-Haeng Keun Sunim wurde von der Übersetzergruppe HanMaUm aus dem Koreanischen übertragen, Roland Rechs Beitrag wurde von Heinz-Jürgen Metzger aus dem Französischen übersetzt und die Beiträge von Seung Sahn, Joan Halifax, Albert Low, Michael Wenger, Randall Weingarten und SH der Dalai Lama von Arndt Büssing aus dem Amerikanischen.

Die Abbildung im Kapitel «Die Größe der kleinen Dinge. Der Teeweg», S. 58, wurde freundlicherweise von Randall Weingarten zur Verfügung gestellt. Die Abbildung im Kapitel «Kinhin – Meditation im Gehen», S. 39, die des Kreuzganges der Abtei Montmajour im Kapitel «Das ursprüngliche Antlitz», S. 88, und die der «Königin der Nacht» im Kapitel «Wenn Du wüßtest, wie man leidet», S. 144, stammen von Claudia Büssing. Die Abbildung «Master Dogen Viewing the Moon» im Kapitel «Sitzen – Sit Zen – ZaZen», S. 23, ist eine Reproduktion aus: M. Bovay, L. Kaltenbach, E. Desmedt, Zen. Praxis und Lehre. Geschichte und Perspektiven, München 1996; die Rechte an der Abbildung der Buddhafigur im gleichen Kapitel, S. 34, liegen beim *Zen-Zentrum Solingen e.V.* Die Rechte an der Zeichnung im Kapitel «Duftspur im Wind», S. 102, liegen bei Arndt Büssing.

- Gedichte von Rikyus im Kapitel «Kinhin – Meditation im Gehen», S. 38, und «Die Größe der kleinen Dinge. Der Teeweg», S. 56, aus: Pfad der Erleuchtung. Zen-Gedichte. Wilhelm Heyne Verlag, München (1989)

- Gedichte von Ryokan im Kapitel «Das ursprüngliche Angesicht», S. 87 und S. 92, und «Duftspur im Wind», S. 103, mit freundlicher Genehmigung des Verlages aus: Ryokan. Eine Schale, ein Gewand. Zen-Gedichte. Werner Kristkeitz Verlag, Leimen (1999)

- Gedicht «Zuversicht» von Wilhelm Bruners im Kapitel «Das ursprüngliche Angesicht», S. 90, mit freundlicher Genehmigung des Autors und des Verlages aus: Wilhelm Bruners. Verabschiede die Nacht. Gedichte, Erzählungen, Meditationen, Biblisches. Klens Verlag, Düsseldorf (1999)

- Gebet «Herr, sieh, ich hänge auf diesem Ast» im Kapitel «Spirituell leben – wie geht das?», S. 42, aus: Wilhelm Rudnigger: Gebete aus dem Garten Gottes. Verlag Carthina, Klagenfurt (1971)

- Gedicht «Wir sind so sehr verraten» im Kapitel «Spirituell leben – wie geht das?», S. 44, aus: Werner Bergengruen. Die heile Welt. Verlags AG Die Arche, Zürich (1950)

- Gedicht «Ein bißchen Geduld, lieber Gott» im Kapitel «Spirituell leben – wie geht das?», S. 45, aus: Carmen Bernos de Gaszold. Gebete aus der Arche. Grünewald Verlag, Mainz (1967)

- Text von Soshitsu Sen im Kapitel «Eine Schale Tee in den Händen», S. 68, mit freundlicher Genehmigung von Hounsai Sen Soshitsu aus: Soshitsu Sen. Chado, der Teeweg. Theseus Verlag, Berlin (1998)

Dank

So viele Dharmas,
die sich verbunden haben.
Blüten und Samen

Herzlichen Dank all den Menschen, die geholfen haben, daß dieses Buch entstehen konnte, in erster Linie den Autoren für ihr großes Vertrauen, und meiner Frau Claudia, die die Entstehung des Buches mit kritischen Anmerkungen unterstützt und mir immer wieder den Kopf gerade gerückt hat. Ich danke ihr, Heinz-Jürgen Metzger und Dagmar Doko Waskönig für all die Ideen, Anregungen und Vorschläge, die in die Texte eingeflossen sind.
Ein besonderer Dank gilt Mu Shim Su Nim dafür, daß er Dae Soen Sa Nim noch vor dessen Herzoperation interviewt hat, an Hae-Jin Sunim, die sich in Korea um den Beitrag von Dae-Haeng Keun Sunim bemühte, und an Lhakdor, den religiösen Assisten und Übersetzer SH der 14. Dalai Lama, für seine Vermittlung.

Januar 2001 Arndt Büssing